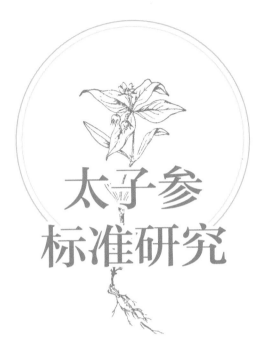

太子参
标准研究

主　编

周　涛　肖承鸿　杨昌贵

主　审

张小波　康传志

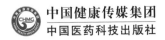

中国健康传媒集团

中国医药科技出版社

内容提要

本书内容来源于编者研究实践和研究成果的提炼总结，作者通过10余年的系统调查、研究、整理，研制了太子参品种选育技术规范、太子参种子质量标准及检验规程、太子参种根质量标准、太子参种根繁育技术规范、太子参种植技术规范、太子参药材采收及产地加工技术规范、太子参快速PCR鉴定标准、太子参商品规格等级标准、太子参药材包装及仓储技术规范9项标准。书中除有基层太子参种植管理经验以外，又结合现代科技手段，对技术方法进行了研究论证与开发升级，内容充实，数据可靠。本书可提升太子参规范化生产、管理意识，为其他中药材的标准化研究抛砖引玉。

图书在版编目（CIP）数据

太子参标准研究 / 周涛，肖承鸿，杨昌贵主编 . — 北京：中国医药科技出版社，2020.12

ISBN 978-7-5214-2040-1

Ⅰ.①太…　Ⅱ.①周…　②肖…　③杨…　Ⅲ.①孩儿参—标准—研究　Ⅳ.① R282.71-65

中国版本图书馆 CIP 数据核字（2020）第 188247 号

美术编辑　陈君杞

版式设计　锋尚设计

出版　**中国健康传媒集团** | **中国医药科技出版社**

地址　北京市海淀区文慧园北路甲 22 号

邮编　100082

电话　发行：010-62227427　邮购：010-62236938

网址　www.cmstp.com

规格　710×1000mm　¹/₁₆

印张　15¹/₂

字数　316 千字

版次　2020 年 12 月第 1 版

印次　2020 年 12 月第 1 次印刷

印刷　三河市万龙印装有限公司

经销　全国各地新华书店

书号　ISBN 978-7-5214-2040-1

定价　79.00 元

获取新书信息、投稿、为图书纠错，请扫码联系我们。

前　言

为规范中药材种植、采收、加工等过程，推进中药产业健康发展，《中医药发展战略规划纲要》（2016—2030年）及《中共中央国务院关于促进中医药传承创新发展的意见》提出中药标准体系的制定是中医药未来发展的重点任务之一。

贵州省各级政府始终高度重视中药材产业发展，积极推进中药资源优势向产业优势的转化，全面加强中药材种植规模和质量的提升，深化农业结构调整，助力脱贫攻坚。2019年，贵州省印发了《贵州省农村产业革命中药材产业发展实施方案》，明确提出通过重点打造七大品种的中药材产业，全面提升贵州中药材在全国的影响力。其中，太子参在省内的种植面积和产量均位居全国前列，是贵州省农村产业革命重点支持品种之一。

太子参标准体系的研制是保证太子参药材安全、有效、质量稳定可控，引导太子参产业走向规范化、标准化、规模化、品牌化和现代化的关键。为此，我们通过10余年的系统调查、研究、整理，研制了太子参品种选育技术规范、太子参种子质量标准及检验规程、太子参种根质量标准、太子参种根繁育技术规范、太子参种植技术规范、太子参药材采收及产地加工技术规范、太子参快速PCR鉴定标准、太子参商品规格等级标准、太子参药材包装及仓储技术规范9项标准。为方便将标准研制信息展示给广大读者，现将已发布或待发布的太子参标准及起草说明汇集出版。

本书标准研制和编撰得到国家中药材产业技术体系项目（CARS-21）、国家重点研发计划"中医药现代化研究"专项（2017YFC1700703）、国家中医药管理局国家中药标准化（ZYBZH-Y-ZY-45）、中央本级重大增减支（2060302）、贵州省高层次创新人才（黔科合平台人才〔2018〕5638）、贵州省科技计划（黔科合平台人才〔2019〕5611号）等项目的支持，得到了省内外有关科研院（校）同仁专家：中国中药有限公司兰青山、王继永、曾燕、周海燕，皖西学院韩邦兴，福建农林大学张重义，中国中医科学院中药资源中心康传志，贵州中医药大学江维克、赵丹、徐荣，毕节医学高等专科学校熊厚溪等的帮助和指导；在生产管理方面亦得到贵州金草海药材发展有限公司张简荣的支持，在此一并表示衷心感谢！

　　由于本书标准研制历时很长，实验参照的《中国药典》均为当时的版本，非现行版《中国药典》。为了实现本书的编写目的，尽管我们勤奋写作、多次修订，但由于水平有限、时间仓促，书中疏漏乃至谬误难免。因此，恳请有关领导、专家、药学同仁及广大读者不吝赐教，予以批评指正。

编者

2020年9月

目　录

第一章

中药材标准研究概述

一、中药材标准研究进展

中医药事业的发展与中药的疗效关系密切，中药材质量的稳定可靠是中药疗效的基石。自国家实施《中医药标准化中长期发展规划纲要（2011—2020年）》以来，中药工业总产值以年均20%以上速度增长。"十三五"规划中，国务院印发实施《中医药发展战略规划纲要（2016—2030年）》，2017年国家中医药管理局启动了中药标准化研究项目，2019年10月，国务院《关于促进中医药传承创新发展的意见》要求加强中药材质量控制，建立道地药材生产技术标准体系、等级评价制度，中医药产业质量和标准化发展摆在了全局的重要位置。

中药质量追溯体系是借助现代物联网技术和信息技术，对中药材种植、加工、生产、流通、使用各环节关键信息进行数字化处理和备案，实现中药材"来源可知、去向可追、质量可查、责任可究"的目的。中药质量溯源体系的建立需要各学科领域的相互协调合作，其中，中药材生产各个环节标准或技术规范的建立是中药材质量溯源的依据和基础，也是建立中药材质量溯源体系的重中之重。中药材生产各环节的标准化可概括为4个关键点：种质标准化、种植技术规范化、采收加工标准化、仓储包装规范化。制定相应的标准操作规程，可在很大程度上保证中药材的质量稳定可控。

1. 中药材种质标准化

中药材种质标准化应包括中药材品种标准化和种子（种苗）质量标准化两方面。优质而稳定的中药原料是中药生产的物质基础，中药材种质资源品种标准化是提高中药材质量的先决条件。目前我国已有200余种中药材实现了人工栽培，但作为"源头工程"的良种选育却是中药材生产管理中研究中最薄弱的环节。近十年来，中药材品种选育工作在国家大力扶持下已积累了一定基础，太子参、丹参、薏苡、青蒿、荆芥、桔梗等药材选育出225个优良新品种。但无标准可依是许多道地、大宗药材质量逐年下降，竞争力低下的主要原因，如在无质量标准指导下栽培使用的当年生小茴香、紫苏、荆芥等发芽率60%～70%，多年生的黄芪、甘草等发芽率60%～70%，野生的防风、黄芩发芽率仅40%～50%，有的甚至才30%～40%。

植物的生长是在光照、水分、土壤肥力等多种环境因素影响下进行的，一些中药材种子（种苗）受其遗传和生长发育因素影响，质量差异显著。从源头保障优质的种子（种苗）是中药材栽培的基础，是提高中药材产量、质量稳定的根本保障。目前，桑树、麻黄属、人参的种子（种苗）已有国家标准：GB 19173-2010桑树种子和苗木，GB/T 26614-2011麻黄属种子质量分级，GB 6941-1986人参种子，GB 6942-1986人参种苗。其他200多种大宗中药材的种子（种苗）制定了行业团体标准，还未进入国家质量标准，还有一些常用中药材种子（种苗）质量标准化进程还停留在理论和实验研究层面，或是只制定了地方标准。总之，中药材新品种选育体系、繁育体系没有建立，中药材种苗质量评价体系等相关工作才刚刚起步，还有很长的路要走。

2. 中药材栽培技术规范化

随着中药产业的发展，中药材野生资源早已无法满足我国中医药健康事业的发展需求，中药材种植是中药现代化的必然之路，规范的中药材栽培技术则是"必经之路"的基石。不同地域可为中药材种植提供的土壤、水分、光照等条件不同，抗性品种对生长环境的要求也存在差异，这也是中药材栽培技术尚未制定国家标准的原因之一。

中药在栽培种植过程中，选地、整地、田间管理等因素与中药材产量、质量及二者稳定性之间关系密切。截至2019年11月，中药材栽培技术规范以行业团体标准与地方标准为主，只有枸杞的栽培技术具有国家标准（GB/T 19116-2003枸杞栽培技术规程）。中药材栽培技术规范化的研究成果无论是数量还是质量都难以满足当前中药产业工业的发展需求，尚需投入更多资源对中药材栽培技术规范进行研究。

3. 中药材采收加工技术规范化

中药材品种多、产地广、药用部位不同，因而采收时节也不同，要保证临床疗效，必须了解其生长特性、生长环境、生长年限、有效成分积累变化规律、合理适时采收，"三月茵陈四月蒿，五月茵陈当柴烧"的谚语说明了适时采收中药材的重要性。

产地加工是保证药材质量的重要环节。唐代孙思邈的《千金翼方》就有"夫药采取不知时节，不知阴干曝干，虽有药名，终无药实"的论述，阐明了正确的产地加工对中药质量的重要意义。2020年版《中国药典》收录的中药材产地加工方法大多为传统经验的总结，如黄芩需置沸水中煮10分钟，取出，闷透，切薄片，干燥，或蒸半小时，取出，切薄片，干燥（注意避免暴晒），这样的加工方式不仅费工费时，而且难以保证饮片的片形和质量；续断用微火烘至半干，堆置"发汗"至内部变绿色，如此操作不同主体的主观判断差异太大，难以保证续断药材质量的稳定可控。

随着时代的进步，中药行业的从业者对中药材产地加工的认识逐渐提高，如明确指出中药材干燥时的切制方式和切制规格以及药材泥沙的清洗过程会影响其有效成分的含量；微波干燥、远红外干燥比传统晒干或烘干效率高、速度快，真空干燥更适合贵细重药材，发布的中药材产地加工的行业标准（SB/T 1183-2017中药材产地加工技术规范），以热风干燥、微波干燥等技术替代了传统的晒干、晾干，而切片机、洗药机、去核机等机械的出现必将提高中药材产地加工的效率，改变中药材产地加工操作方式。

4. 仓储技术规范化

中药材的仓储是中药产品离开生产过程处于流通使用领域所形成的一种时空停留，不同的仓储条件会影响中药材的质量，如果储藏不当，易发生霉烂、虫蛀、走油及变色等变质现象，不仅会产生不必要的经济损失，还会影响临用药的可靠性和稳定性。对中药材贮藏进行研究从20世纪70年代开始，虽然文献较多，但基本是探讨贮藏时间或包装与质量的关系，对质量与贮藏环境、温度、湿度的关系研究较少，防虫防蛀措施的研究更少，对中药从的实际仓储指导作用并不明显。目前发布有SB/T 11094-2014中药材仓储管理规范、SB/T 11095-2014中药材仓库技术规范两个推荐性的行业标准。一些常用或贵细中药材如金银花、灵芝、麝香、白术、铁皮石斛、西洋参、太子参、白芍等形成了行业团体标准，绝大部分中药材尚为见仓储技术规范发布。

二、中药材种植加工标准规范发展存在的问题

1. 标准规范化生产发展相对较慢

自《药品管理法》实施以来，法律规定了所有上市销售的药品都必须标明有效期；而中药材的质量标准研究相对缓慢，至今仍无有中药材效期的规定，这实际上已严重影响到中药的质量和临床用药的安全、有效。相对于近10年来中药工业产值以年均20%的增长速度所带来的巨大需求，种植栽培的中药材仍不能满足中医药事业发展的需求。大部分GAP种植基地产出的药材都为药品生产企业生产服务，因产量小也存在需要向农户购买的现象，难以流通到市场上，无法保证中药材质量稳定、可控。

2. 标准规范研究对实际生产意义不够大

中药材新品种的研究一般都在以高校和科研单位进行，而作为中药产业推动主力是企业。某些经科研人员耗费心血选育的中药材新品种有着高产、高抗、产出药材质量好的优势，却因没有企业愿意选用；虽然中药材种植加工质量标准规范的研究具重要的理论意义，但是停留在学术理论层面，造成了与实际生产脱节的现象，不足以形成国家标准或行业标准；部分已制定的中药材种植加工标准具有局限性，很难实践推广，均难以快速服务于中医药的发展。

3. 标准规范生产的实施缺乏有效监管

在西部欠发达地区，中药材的种植主要是以农户为单位进行。药材种植户负责中药材种植的全过程，其个体分散，无论是种植加工，还是产业经营都缺乏有效监管，致使中药材种植模式粗放，中药材质量生产规模小、产业集中度低，市场控制力差；由于缺少规范化的种植管理，个体农户的对市场认识不清，中药材的产业存在无序竞争的现象，行业信誉度下降；而且药农无法对市场信息进行实时掌控，难以承担市场风险，自身的经济利益得不到保障。

4. 总结与建议

（1）转变中药材质量控制的理念：随着时代的进步，各行业产品质量已不

再简单地以最终的产品合格标准进行控制。产品质量的"缺失",源于每个环节的质量"缺失"的累积;因此,QbD(quality by design)质量控制理念应运而生,该理念认为质量应源于设计,通过对产品生产的关键环节进行规范化设计,避免或减少生产环节的质量"缺失",达到产品质量控制的目的。我国中药行业正在建立的"中药质量溯源体系"正是在QbD理念的基础上,对中药材生产各关键环节建立相应的标准或规范,减少各环节的质量"缺失",在保证中药材质量的基础上,对各环节实现信息记录、互通、可查,真正实现中药的质量安全、稳定、可控,促进中药产业的健康发展。

(2)加快标准制定和修订:我国中药产业的文化优势、成本优势和资源优势显而易见,但完全按照目前中药的现状参与全球贸易,我们在国际贸易利益中所占的份额会愈来愈少。为避免我国中药产业在国家上陷入窘境,就必须提高我国中药产业的竞争力。促进中药材种植加工的规模化和规范化,加快行业、国家和国际标准的发展,对扩大在这一领域的国际贸易有着越来越多的需求。当前的难点在于标准制定方法和程序的缺乏,高水平的标准必须立足于实际应用,避免标准化的研究工作盲目追求技术进步。建议从道地地区的中药材开展工作。

三、太子参产业发展与标准研究

太子参为石竹科植物孩儿参*Pesudostellaria heterophylla* (Miq.) Pax ex Pax et Hoffm.的干燥块根。具有益气健脾、生津润肺的功效,用于脾虚体倦、食欲不振、病后虚弱、气阴不足、自汗口渴、肺燥干咳等证。现代研究证明太子参主要含苷类、糖类、氨基酸类、油脂类、磷脂类、环肽类、挥发油类、脂肪酸类等成分,在改善心肌缺血、糖尿病的糖脂代谢,以及改善记忆等方面具有良好的作用。太子参从20世纪60年代,年产销量从20~50吨逐渐增加,2014年最高达7000吨,近五年的销售量保持在5000吨左右。市场价格历经"破百冲四"的行情走势,成为中药材业内的一个明星品种,本书根据对太子参产区、市场情况的调查,总结了我国太子参产业的发展现状,提出进一步发展的目标和对策。

1. 种植历史变迁与现状

太子参之名始载于清代吴仪洛的《本草从新》，随后赵学敏的《本草纲目拾遗》也有记载："所指应均为五加科人参*Panax ginseng* C. A. Mey之小者"，但自有太子参之谓称和应用始，可能已有药商为利所驱，用当地石竹科孩儿参冒人参者，托言"太子参"。至解放初，市场上既有人参之小者孩儿参同时作为"太子参"。后因石竹科孩儿参确实具有部分类似人参的功效，逐渐摆脱伪品的地位而成为一个独立的新兴中药，并首次收载于1963年版《中国药典》，此后，历版《中国药典》均有收载。

20世纪50年代，山东省临沂市莒南县开始驯化和试种太子参，临沭县则形成以提供种苗为主的经营模式。早期江苏省中医院以太子参替代人参制成"参味合剂"，用于治疗神经衰弱，在镇江、江宁县（今江苏省南京市）等地也有一定的引种栽培经验。20世纪60年代末，福建闽东山区开始引种太子参，至20世纪80年代太子参的种植逐步成为当地山地资源开发利用的支柱产业。1973年安徽宣城以洪林为基地种植太子参，至1991年面积达5000余亩，还通过组培选育出适宜种植的种源推广。1992年贵州施秉从福建柘荣引种栽培太子参，经过近30年的种植栽培，在施秉、黄平等县形成一定种植规模，近两年的产量占全国产量的三分之一。

现在贵州施秉、安徽宣州和福建柘荣是太子参的三个主要产区，四川、湖南、江西、广西、重庆等地也有栽培试种。由于贵州太子参药材色泽光亮、饱满，商品性状良好，药材市场以贵州太子参或施秉太子参为价优。

2. 市场价格与需求

20世纪70年代以后，太子参商品逐步以栽培为主。至20世纪80年代，发生过3次太子参的收购量大于需求量，提出要均衡发展生产的建议，但该建议对市场和产业并未有重大的影响。1985年至今，太子参市场行情经历了3次价格的高峰和低谷，相隔约10年。第1次是1990年6月产新前，市场的统货价格一度涨至100元/kg，1992年12月回落最低6元/kg；第2次是1998年产新时，价格涨到40元/kg，至1999年2月，统货价格一度涨至110元/kg，后由于太子参产量和存货为需求量的2倍以上，致使价格回落至2001年7月的95元/kg；第3次是2009年产新后价格上涨，人为炒作，至2011年5月统货价格一度涨至400元/kg，一跃成为名贵药材，近年种植面积不断扩大，产能过剩，2013年8月新贷上市时价格又回落到40元/kg，2014年5月下滑至35元/kg；最近五年，最便宜的为2015年7月，43元/kg，最贵的为2016年7月，达115元/kg，其他时期价格基本在60～90元/kg。太子参周期性的价格波动，总体上讲是市场供求关系的体现，以及被人为炒作引起的偏差。市场价格过高，增加了太子参产业下游产品的成本，同时提高了种苗的价格，增了种植的成本，刺激农民非理性的扩大种植面积，加剧后市的价格震荡。市场价格过低，无疑将打击农民种植的积极性，伤害种植户的利益。

太子参原本是一个三小品种，20世纪50～60年代，年产销量约20～50吨，20世纪80年代全国年需求量约500吨，到20世纪90年代末全国年需求量约为900吨。在2003年抗击"非典"和2009年抗击"甲流"中，太子参在诸多配方中高频出现，加深了人们对太子参的影响，在保健食品和民间食疗、煲汤、凉茶中得到普遍使用。根据对贵州施秉县专营太子参企业与大户的统计，2013～2018年礼品包装的太子参药材销售达250吨，主要用于日常保健。《中国药典》2015年版中有14个成方制剂处方中含有太子参，涉及近300家企业，其中"江中牌健胃消食片"年需求太子参药材约为1500吨。

3. 标准化研究现状

太子参标准的研制工作相对于其他中药材大品种还是处于相对滞后状态，目前已发布的标准共有15项，其中2项行业标准、4项学会/协会团体标准、9项地方标准；按第一起草单位计，贵州中医药大学起草标准5项（行业标准1项、学会/协会团体标准4项）、贵州省黔东南州农业科学院5项（地方标准）、贵州省植保植检站2项（地方标准）、皖西学院1项（行业标准）、宣城市宣州区农业技术推广中心1项（地方标准）、柘荣县质量技术监督管理局1项（地方标准）。这些标准的制定为太子参产业发展奠定了技术基础（表1-1）。

表1-1　已发布的太子参标准

序号	标准名称	标准号	发布机构
1	中药材商品规格等级　第2部分：太子参	SB/T 11174.2-2016	中华人民共和国商务部
2	太子参培育技术规程	LY/T 2912-2017	中华人民共和国林业局

续表

序号	标准名称	标准号	发布机构
3	道地药材特色栽培技术规范施秉太子参	ZGZYXH/T 78-2016	中国中药协会
4	道地药材产地加工技术规范施秉太子参	T/CATCM 119-2016	中国中药协会
5	中药材种子种苗　太子参种子	T/CACM 1056.37-2017	中华中医药学会
6	中药材种子种苗　太子参种根	T/CACM 1056.38-2017	中华中医药学会
7	施秉太子参　初加工与储藏运输	DB52/T 847.5-2013	贵州省质量技术监督局
8	施秉太子参　种植技术规程	DB52/T 847.4-2013	贵州省质量技术监督局
9	施秉太子参　组织培养与无毒种苗繁育技术规程	DB52/T 847.3-2013	贵州省质量技术监督局
10	施秉太子参　种子　种根	DB52/T 847.2-2013	贵州省质量技术监督局
11	地理标志产品　施秉太子参	DB52/T 991-2015	贵州省质量技术监督局
12	贵州省太子参病毒病监测与绿色防控技术规程	DB52/T 1099-2016	贵州省质量技术监督局
13	贵州省太子参叶斑病监测与绿色防控技术规程	DB52/T 1098-2016	贵州省质量技术监督局
14	太子参栽培技术规程	DB34/T 1482-2011	安徽省质量技术监督局
15	地理标志产品　柘荣太子参	DB35/T 1077-2010	福建省质量技术监督局

4. 标准研究推动产业发展的优势

（1）政府重视：太子参产业的发展符合国家大健康产业的发展战略，政府重视是太子参产业获得快速发展的关键。近几年，贵州、山东、福建、安徽等省都把太子参产业列为地方政府扶持的重点产业之一。以贵州为例，太子参的种植已列入《贵州省中药材生产发展规划》（2010—2020年）、《贵州省"十二五"特色农业发展中药材专项规划》和《贵州省中药材产业发展扶贫规划》（2011—2015年和2016—2020年）的重点发展品种；2012年2月黔东南苗族侗族自治州人民政府以政府令的形式颁布了《黔东南苗族侗族自治州施秉太子参管理办法》，对黔东南州太子参的种植、加工经营等方面进行了规范；由贵州省科技厅、黔东南州科技局和施秉县科技局联合主持的"施秉中药材产业科技合作专项计划"，连续5年对施秉县太子参产业的研究给予了专项支持，为贵州太子参连续多年成为市场上的品牌做出了贡献；2019年，贵州省制定印发了《贵州省农村产业革命中药材产业发展实施方案》，太子参作为七大中药材品种之一，由贵州省农村产业革命中药材产业发展领导小组制定产业发展行动方案，这些工作为贵州太子参产业的发展奠定了良好的基础。

（2）种植加工有基础，市场发展有前景：野生太子参为宿根性的多年生草本，具有茎节生根、膨大成块根的特点，通过驯化栽培，已经成为一种为期7～8个月的短周期生产药材。主要以芽头良好的块根为种根，在秋末整地、做畦、挖浅沟，施放底肥，摆放种根，覆土，来年参苗出土后的3～4月进行1～2次中耕除草、追肥，至7～8月倒苗后采挖，经过净选、清洗和晒干或烘干，即可成为商品参。由于块根营养丰富，出苗壮，栽培技术和产地加工技术简单，容易推广，栽培面积和药材产量容易快速发展。通过研究，在基本弄清了太子参种子休眠机制及其打破休眠方法的基础上，建立了太子参种子种苗的标准，为太子参采用有性繁殖栽培模式、利用有性繁殖进行提纯复壮和优良品种选育做好准备。随着近几年各地政府将种植太子参作为扶贫攻坚、改善农业产业结构的方法加以扶持和推广，农户已养成了种植太子参的习惯，种植面积得到了一定程度的保障，具有明显的资源优势，能够满足产业快速发展的需求。太子参药性更为平缓，更加适合儿童、老人和体弱多病者，具有进一步拓宽太子参在医药和保健产业的潜能。

5. 产业发展的问题

（1）产业层次低，资源优势没有形成经济优势：太子参适合种植的范围较广，具有明显的资源优势。但太子参产业仍然处于以农业种植为主，科技含量、附加值低，利润小，仍处于产业链的低端；尽管太子参作为饮片、中成药的原料以及民间滋补食品被广泛的应用，但医药工业的消耗量只有年需求量的50%～65%，其中一半以上为"健胃消食片"所用，与其他大宗药材比较，医药工业需求量相对较少。同时，太子参种植和加工以农民为主，集约化程度低，缺乏具有市场竞争力的品牌和大型企业支撑，无法将资源优势转化为经济优势。

（2）种植种源混乱，缺乏优良品种：栽培太子参具有丰富的遗传多样性。药农盲目引种、换种等行为普遍，致使栽培太子参种源混杂，大叶、小叶、无花、多花、少花等多种性状混杂；块根性状不一，如有纺锤形、长圆锥形、分枝状、细圆柱形等性状，种源上的混乱和差异，必然导致药材质量的差异以及产量不稳定。此外，太子参人工种植模式单一，连作、无性繁殖等因素使叶斑病、白绢病、紫纹羽病和根腐病等频繁发生。

6. 太子参产业发展的对策和建议

（1）开展太子参生产标准化种植，建设质量追溯体系：通过研究制定优化太子参主产区种植布局，打造太子参道地优势产区，加大种子种苗的选优提纯、统繁统供，创建太子参药材特优区，全面推行标准化种植。同时研究建立生态种植技术，建立太子参绿色有机示范基地；推进机械化技术标准研制和推广，提升以太子参为代表的特色中药材深加工企业实力，加强仓储标准化研究和建设，探索构建覆盖全产业链各环节的质量追溯体系，推进规模化高生产组织化程度。

（2）做好科技创新，实施品牌战略：建立省级研究平台，加强标准化体系应用研究，确实解决太子参种性退化、病虫害严重等问题；制定完善生产技术规程、产地加工工艺、产品等级规格、农药残留等标准，保障药材安全、优质。引导中药企业自建或联建稳定的药材生产基地，推行"企业+基地+合作社"等经营模式。依托高等院校，联合地方和企业建立国家级或省级太子参研究院，打造施秉全国太子参药材专业市场，加快发展电子商务；积极开发以太子参及其有效成分为主导的创新药物、健康相关产品，培育大品种、大品牌，强化品牌战略实施。

第二章

太子参良种选育规范研究

药材品质的稳定和可控性是保证临床用药安全有效的首要环节，优良品种是优良药材的基础。太子参选育方面曾相继选育出"抗毒1号""柘参1号""柘参2号""宣参1号""黔太子参1号"等品种，对增强太子参种植产业发展起了重要的作用，但由于各品种区域适宜性问题，以及采用茎尖脱毒组培育苗成本高等因素，以上品种在贵州地区未较好推广。

作者对全国太子参种质资源进行了全面调查、整理和收集，系统研究了太子参表型性状、药材质量及遗传多样性。在此基础上，以药材品质、产量稳定为目标，选优去劣，经6年系统选育了"施太1号"，该品种具有产量稳定、药材商品等级高、抗性较强等优良特征，并研制了太子参良种选育规范，为后续太子参新品种的选育工作提供参考。

一、太子参优良品系的筛选与评价

1. 实验材料

太子参种质资源自2007年开始收集，经多年纯化，从试验地中筛选出8个表型有特色的太子参单株，分别命名为ZT-01，ZT-02，ZT-03，ZT-04，ZT-05，ZT-06，ZT-07，ZT-08，详见表2-1。

表2-1　材料信息

材料编号	叶	叶缘	茎分枝	开放花	闭锁花	块根数	抗倒伏	抗病性
ZT-01	顶叶大、厚、宽卵形	略呈波状	+++	√	√	++	+++	++++
ZT-02	顶叶大、厚、长圆状披针形	全缘	+++	√	√	++++	++++	+++

续表

材料编号	叶	叶缘	茎分枝	开放花	闭锁花	块根数	抗倒伏	抗病性
ZT-03	顶叶大、厚、宽卵状披针形	全缘	++	√	√	+	+++	++++
ZT-04	顶叶小、薄、宽卵状披针形	略呈波状	+	√	√	++	+	+
ZT-05	顶叶小、薄、宽卵状披针形	全缘	+	√	√	++	++	+++
ZT-06	顶叶特大、薄、披针形	略呈波状	++++	√	√	+++	++	+++
ZT-07	顶叶特大、厚、宽卵形	全缘	+++	√	–	++++	+	+++
ZT-08	顶叶特小、薄、宽卵形	略呈波状	++	√	√	+++	+	++

注:"+"表示最低值,"+"越多性能越好;"√"代表有;"–"代表表示无。

2. 研究方法

(1)试验地概况:试验地位于贵州省施秉县牛大场镇中药材种植基地,海拔为946m,E 107°56′0.9″,N 27°08′16.0″。牛大场所在地区属高原季风性气候,年均降雨量1060mm左右,年均气温14℃～16℃,无霜期在255～294天。试验地为新开垦土地,土壤以黄壤为主,属偏微酸性,土质肥沃富含有机质,属富钾缺磷地区,复合肥力中等,排灌方便,地力均匀。

(2)株系比较试验:采用随机区组设计,共8个小区,小区面积为2m×2m=4m²,隔离行0.5m。2012年11月21日对8个单株太子参采用斜种方式进行种植,每个单株块根种植一个区域,种植前将发酵沤制的基肥撒土面,覆土少许。块根芽头朝上呈"品"字形排列,前后株距20～25cm,覆土6～10cm。田间常规太子参田间管理。

(3)观察指标选择与测定:从太子参出苗开始,每隔15天观察1次,记录植株生长情况。2013年5月15日,植株地上部分茂盛时,测量8个株系137个单株的叶片数、分枝数、花数等27个表型性状。药材采收时,测量单株块根数、地下生物量等与产量相关的8个产量性状。每个单株随机取10个块根测定长、粗、上径、鲜重等性状。样本55℃烘干,称重,计算折干率,粉碎过4号筛,用于测定太子参多糖含量。

（4）多糖含量测定：①仪器与试剂：GBC Cintra 20型紫外–可见分光光度计（澳大利亚照生公司）；EL–104型电子天平（梅特勒–托利多仪器有限公司）。无水葡萄糖对照品（中国食品药品检定研究院，批号110833–201205）；浓硫酸、苯酚、95%乙醇均为分析纯；水为双重蒸馏水。②标准曲线绘制：精密称取葡萄糖15.07mg，配得质量浓度为602.8mg/L的对照品溶液。精密吸取对照品溶液0.5，0.8，1.0，1.3，1.5，1.8ml，分别置25ml量瓶中，加水至刻度，摇匀。精密量取上述各溶液2.0ml，置25ml试管中，分别精密加入4%苯酚溶液1ml，混匀。加入浓硫酸5ml，混匀，放至室温。在487nm处测定吸光度（A），以A为纵坐标，葡萄糖质量浓度为横坐标，得回归方程$A = 0.0548x + 0.0042$（$r=0.9996$）。结果表明，葡萄糖溶液质量浓度在3.0140～10.8505mg/L线性关系良好。③供试品溶液的制备：取样品粉末约0.1g，精密称定。置烧瓶中，加80%乙醇70ml，置水浴中加热回流30分钟，趁热滤过。残渣用80%热乙醇洗涤2次，每次10ml。将残渣及滤纸置烧瓶中，加水80ml，置90℃水浴中热浸1小时，趁热滤过，残渣及烧瓶用热水洗涤3次，每次5ml，合并滤液，放冷，转移至100ml量瓶中，加水至刻度，摇匀。精密量取20～50ml量瓶中，加水至刻度，摇匀，即得。④方法学考察：分别进行精密度试验、重复性试验、稳定性试验和加样回收率试验，RSD值均小于3%，回收率为101.97%，表明该方法稳定可靠，可用于太子参多糖的提取和定量测定。⑤多糖的含量测定：样品按供试品溶液制备方法制备，精密吸取供试样品溶液2ml，在"分别精密加入4%苯酚溶液1ml"起操作，并按多糖含量= [C · D · A · f/W] × 100%计算，式中C为多糖稀释液中葡萄糖浓度（mg/L），D为多糖的稀释因素，f为多糖换算因子（f=2.38），W为样品称样量（μg）。

（5）数据分析：采用SPSS 17.0软件进行因子分析、单因素方差分析等。

3. 结果与分析

（1）植株死亡率和染病率：ZT–01、ZT–03株系出苗率达到100%，ZT–07、ZT–02株系为96.67%、93.33%，其他株系出苗率大于70%。出苗后，每月1日和15日定期统计植株染病情况，主要病害有叶斑病和病毒病，ZT–08株系的染病率达35.29%，其次ZT–02和ZT–04株系，分别为32.14%，27.27%，其他株系染病率低于10%。在植株生长期中，ZT–08株系的死亡率达35.29%，ZT–04株系为18.75%。结果见表2-2。

表2-2　死亡和病害株数统计

株系	种植块根数/个	出苗数/株	出苗率/%	死亡数/株	死亡率/%	存活数/株	发病数/株	感染病害率/%
ZT-01	15	15	100.00	1	6.67	14	0	0.00
ZT-02	30	28	93.33	0	0.00	28	9	32.14
ZT-03	11	11	100.00	0	0.00	11	3	0.00
ZT-04	21	16	76.19	3	18.75	13	9	27.27
ZT-05	14	12	85.71	0	0.00	12	8	0.00
ZT-06	26	23	88.46	2	8.70	21	10	8.70
ZT-07	30	29	96.67	2	6.90	27	18	6.90
ZT-08	23	17	73.91	6	35.29	11	9	35.29

（2）表型性状变异性分析：8个株系的27个表型性状统计分析结果表明，不同株系之间的表型性状存在较大差异，除株高和分枝级数的变异系数小于10%外，其余表型性状变异系数都在10%以上。其中变异系数最大的性状指标是正常果数、花蕾数、花数，分别为158.75%、146.14%、138.26%。总体来看，太子参不同株系之间的表型性状差异明显，可从中筛选出表型性状优良株系。

（3）表型性状因子分析：因子分析结果表明，第一主因子（F_1）中各变量的特征值向量最大值为0.868（主茎上分枝数），其次为0.865（所有分枝数），0.861（叶片数），0.848（所有茎节数），说明F_1主因子主要是由这4个性状直接控制，且这4个性状具有较高的正载荷值，表明主茎上分枝数、所有分枝数、叶片数和所有茎节数之间不存在相互制约的关系，详见表2-3。因此，育种时可对该因子实行正向独立选择。从生物学意义看，F_1主因子主要体现了太子参植株的株型大小，因此F_1主因子可视为株型因子。其他一些性状如叶厚、主茎节数在F_1主因子上也有一定的载荷值，且为负值，表明株型因子还受到这些性状的负向影响。第二主因子（F_2）中各变量的特征值向量最大值为0.918（一级分枝叶厚），其次为0.914（一级分枝叶长），0.908（一级分枝叶宽），0.776（一级分枝数），故F_2主因子可视为一级分枝因子。其中4个主要性状的载荷值均为正值，说明4个性状之间存在相互促进的关系。其他性状如主茎上分枝数、正常果数和花数的载荷值为负值，与一级分枝因子存在着相互制约关系，即在选育一级分枝因子较好的品种时，应适当控制主茎上分枝数、正常果数和花数等性状。第三主因子（F_3）中各变量的特征值向量最大值为0.820（第2茎节粗），其次为0.806（第1茎节粗），故F_3主因子可视为主茎粗因子。其他性状如一级分枝数和主茎节数也有一定的载荷值，且载荷值均为负值。因此在对主茎粗因子进行选择时，要考虑一级分枝数和主茎节数这2个性状的影响。第四主因子（F_4）中特征值向量最大值为0.849（主茎高），其次为0.626（最长分枝长），0.605（单株总分枝长），故F_4主因子可视为茎长因子。第五主因子（F_5）中特征值向量最大值为0.705（叶厚），其次为0.704（叶长），0.628（叶宽），故F_5主因子可视为叶型因子。第六主因子（F_6）中特征值向量最大值为0.857（花蕾数），其次为0.758（正常果数），0.682（花数），故F_6主因子可视为繁殖因子。第七主因子（F_7）中特征值向量最大值为0.948（主茎节数），故F_7主因子可视为主茎节数因子。这7个主因子能够解释总体76.569%的变异，也使得27个表型性状归属于7个主因子。

表2-3　太子参表型性状的因子分析

性状	F						
	F_1	F_2	F_3	F_4	F_5	F_6	F_7
主茎上分枝数	0.868	−0.118	0.170	0.067	0.101	0.043	−0.002
所有分枝数	0.865	0.350	0.117	0.122	0.060	0.045	0.035
叶片数	0.861	0.329	0.131	0.137	0.027	0.182	0.016
所有茎节数	0.848	0.320	0.154	0.203	−0.049	0.094	0.009
分枝级数	0.692	0.064	0.007	0.298	0.244	0.042	−0.195
一级分枝叶厚	0.084	0.918	0.158	0.085	0.099	−0.107	−0.045
一级分枝叶长	0.193	0.914	0.128	0.149	0.098	−0.018	0.046
一级分枝叶宽	0.121	0.908	0.206	0.171	0.108	−0.005	0.032
一级分枝数	0.186	0.776	−0.140	0.054	0.137	−0.015	−0.033
主茎粗（第2茎节）	0.118	0.089	0.820	0.175	0.274	−0.073	−0.052
主茎粗（第1茎节）	−0.036	0.077	0.806	0.180	0.319	−0.039	−0.017
株高	0.155	0.076	0.699	0.075	0.051	0.244	0.001
最长分枝粗	0.193	0.090	0.616	0.145	0.323	−0.049	−0.101

续表

性状	F						
	F_1	F_2	F_3	F_4	F_5	F_6	F_7
闭锁果数	0.339	0.038	0.528	0.336	−0.295	0.263	0.031
主茎高	0.065	0.070	0.094	0.849	0.064	−0.099	−0.051
最长分枝长	0.317	0.245	0.418	0.626	−0.042	0.036	0.060
单株总分枝高	0.385	0.095	0.399	0.605	−0.063	0.138	−0.059
冠幅面积	0.369	0.436	0.215	0.556	0.337	0.152	0.089
冠幅长	0.368	0.418	0.253	0.540	0.353	0.177	0.114
冠幅宽	0.368	0.403	0.221	0.522	0.363	0.108	0.078
叶厚	−0.010	0.100	0.205	−0.036	0.705	−0.311	−0.036
叶长	0.225	0.212	0.307	0.175	0.704	0.060	0.152
叶宽	0.113	0.275	0.423	0.088	0.628	0.037	0.121
花蕾数	0.097	0.050	0.007	−0.034	0.010	0.857	−0.060
正常果数	−0.016	−0.110	0.027	0.159	0.031	0.758	−0.064
花数	0.224	−0.021	0.132	−0.094	−0.259	0.682	0.083
主茎节数	−0.063	0.002	−0.089	0.001	0.104	−0.066	0.948
特征值	4.513	4.232	3.501	2.861	2.343	2.174	1.05
累计贡献率/%	16.713	32.389	45.357	55.952	64.63	72.682	76.569

借助回归法对特征根和旋转后的因子载荷系数进行计算，以估计7个主因子在各株系上的因子得分，以权衡每个主因子在每个株系上的位置和分量，以便直观地判断株系的优劣，见表2-4。ZT-07株系的株型因子得分最高（5.972），ZT-01株系最低（−6.077）；ZT-07株系的一级分枝因子的得分最高（11.582），ZT-03株系最低（−8.568）；ZT-02株系的主茎粗因子的得分最高（24.387），ZT-06株系最低（−26.446）；ZT-04株系的茎长因子的得分最高（8.847），ZT-03株系最低（−5.847）；ZT-07株系的叶型因子的得分最高（23.181），ZT-05株系最低（−14.660）；ZT-06株系的繁殖器官因子的得分最高（26.383），ZT-02株系最低（−8.479）；ZT-07株系的主茎节数因子的得分最高（6.634），ZT-04株系最低（−4.715）。以各主因子的贡献率为权数进行线性加权求和可得到各太子参株系的综合因子得分，表达式为$F=0.16713F_1+0.156F_2+$

表2-4 太子参表型性状的因子得分

株系	各株系表型性状的因子得分及排名															
	F_1	排名	F_2	排名	F_3	排名	F_4	排名	F_5	排名	F_6	排名	F_7	排名	综合得分	综合排名
ZT-01	-6.077	8	-1.005	4	6.877	3	-3.223	5	10.078	2	-1.212	3	0.927	3	0.190	4
ZT-02	1.965	3	9.537	2	24.387	1	-0.686	4	-4.392	5	-8.479	8	-3.561	7	3.711	1
ZT-03	-1.935	6	-8.568	8	9.420	2	-5.847	8	8.019	3	-2.989	5	0.642	4	-0.584	6
ZT-04	-4.024	7	-2.523	5	1.274	4	8.847	1	1.834	4	-5.147	6	-4.715	8	-0.404	5
ZT-05	0.461	4	-0.184	3	-7.138	6	8.707	2	-14.66	8	-1.723	4	-0.142	5	-1.371	7
ZT-06	5.425	2	-3.245	6	0.478	5	2.109	3	-11.70	6	26.38	1	3.423	2	1.925	2
ZT-07	5.972	1	11.58	1	-26.44	8	-4.314	6	23.181	1	-6.534	7	6.634	1	0.670	3
ZT-08	-1.788	5	-5.592	7	-8.853	7	-5.592	7	-12.35	7	-0.296	2	-3.208	6	-4.136	8

$0.129F_3+0.105F_4+0.086F_5+0.080F_6+0.038F_7$。不同太子参株系表型性状的综合因子得分$F$值由大到小排序为：ZT-02＞ZT-06＞ZT-07＞ZT-01＞ZT-04＞ZT-03＞ZT-05＞ZT-08。其中ZT-02株系的综合得分最高（3.711），说明该株系的表型性状的综合表现最好；ZT-06株系综合得分次之（1.925）；而ZT-08株系的综合得分最低（-4.136），即ZT-08的这些表型性状相对于其他株系表现较差。所以，在基于表型性状的育种中将重点培育ZT-02，ZT-06，ZT-07，ZT-01等2~4个株系。

（4）产量性状变异性分析：太子参8个株系的8个产量性状间存在较大差异。除折干率小于10%外，其余性状的变异系数均大于10%，其中变异系数最大的是单株产量，其次是地下生物量和单株块根数，分别为34.43%，32.99%，25.07%。总体来看，太子参不同株系之间的产量性状差异明显，可从中筛选出产量性状优良株系。

（5）产量性状因子分析：因子分析结果表明，F_1主因子中各变量的特征值向量最大值为单株块根数（0.932），其次为地下生物量（0.902）和单株产量（0.876），故F_1主因子可视为产量因子。在高产育种过程中，应充分考虑产量因子，故F_1主因子应该越大越好，见表2-5。F_2主因子中各变量的特征值最大值为单个块根鲜重（0.867），故F_2主因子分可视为单个块根重因子。由各产量性状载荷值可看出，随着单个块根鲜重的增加，产量也会提高。所以F_2主因子越大越好。F_3主因子中各变量特征值最大的为折干率，故F_3主因子可以视为折干率因子。其他性状如块根粗也有一定的载荷值，但是为负值，这说明在选育折干率因子的太子参时，应适当控制块根粗。这3个主因子能够解释太子参产量性状总体80.305%的变异，使得性状由原来的8个简化为新的3个主因子。

表2-5　太子参产量性状的因子分析

性状	F		
	F_1	F_2	F_3
单株块根数	0.932	0.142	0.084
地下生物量	0.902	0.375	0.021
单株产量	0.876	0.357	0.247
单个块根鲜重	0.354	0.867	0.070

续表

性状	F		
	F_1	F_2	F_3
块根长	0.280	0.779	0.061
块根上茎	0.043	0.707	0.038
块根粗	0.373	0.640	−0.024
折干率	0.143	0.050	0.986
特征值	2.814	2.559	1.051
累计贡献率/%	35.176	67.164	80.305

　　ZT–02株系的产量因子的得分最高（10.272），ZT–04株系最低（–7.796）；ZT–02株系的单个块根重因子的得分最高（18.739），ZT–06株系最低（–11.750）；ZT–02株系的折干率因子的得分最高（11.014），ZT–07株系最低（–7.914）。不同太子参株系产量性状的综合因子得分由大到小排序为：ZT–02＞ZT–01＞ZT–03＞ZT–07＞ZT–04＞ZT–08＞ZT–06＞ZT–05。其中ZT–02株系的综合得分最高（11.055），这说明该株系的产量性状的综合表现最好；ZT–01株系的综合得分次之（2.167）；而ZT–05株系的综合得分最低（–4.289）。所以，在基于产量性状的育种中将重点培育ZT–02，ZT–01，ZT–03，ZT–07等4个株系，见表2–6。

表2–6　太子参产量性状的因子得分

株系	各株系产量性状的因子得分及排名							
	F_1	排名	F_2	排名	F_3	排名	综合得分	综合排名
ZT–01	8.784	2	−1.861	5	−2.487	6	2.167	2
ZT–02	10.272	1	18.739	1	11.014	1	11.055	1
ZT–03	−3.983	6	9.184	2	−4.638	7	0.927	3
ZT–04	−7.796	8	−0.771	4	1.846	3	−2.746	5
ZT–05	−2.296	5	−10.405	7	−1.161	5	−4.289	8
ZT–06	−1.284	4	−11.750	8	1.095	4	−4.066	7
ZT–07	1.060	3	4.257	3	−7.914	8	0.694	4
ZT–08	−4.756	7	−7.392	6	2.245	2	−3.742	6

（6）品质性状分析：ZT-05株系的多糖含量最高，达到23.8837%，是其他株系的1.0～1.2倍，与ZT-03，ZT-04，ZT-06，ZT-07株系间差异显著，但与ZT-02，ZT-01，ZT-08株系无显著性差异。ZT-01，ZT-02，ZT-05，ZT-08株系的多糖含量较高，变异系数分别是7.73%，13.40%，4.77%，10.83%；ZT-03，ZT-04，ZT-06，ZT-07株系的多糖含量较低，变异系数分别是10.15%，16.40%，27.41%，10.38%。若以多糖含量作为育种目标性状，可将ZT-05作为第一选择株系，其次是ZT-01，ZT-08，ZT-02株系，而ZT-03，ZT-04，ZT-06，ZT-07株系则不予考虑，见表2-7。

表2-7　太子参多糖含量的多重比较（$\bar{x}\pm s$, n=137）

株系	多糖质量分数/%	变异系数/%
ZT-01	23.8291 ± 1.8413a	7.73
ZT-02	22.9725 ± 3.0782ac	13.40
ZT-03	20.5960 ± 2.0903b	10.15
ZT-04	21.1259 ± 3.4644bc	16.40
ZT-05	23.8837 ± 1.1393a	4.77
ZT-06	20.1791 ± 5.3454b	26.49
ZT-07	19.5010 ± 2.0244b	10.38
ZT-08	23.6232 ± 2.5593a	10.83

注：差异显著性分析取α = 0.05水平，同一列中含有不同字母者为差异显著。

4. 结论

通过对太子参表型性状、产量性状及品质性状的结果分析，可知ZT-01株系的叶型较好、主茎较粗、主茎节数多、病害少、果熟期较整齐、表型性状综合得分高、倒伏晚、产量性状好、多糖含量较高，是优秀株系；ZT-02株系的株型较好、主茎较粗、一级分枝数多、果熟期整齐、表型性状综合得分最高、倒伏晚、产量性状最好、多糖含量高，抗病性中等，是较好株系；ZT-07株系的产量性状中等，ZT-06产量性状较差，两个株系的共同特征是多糖含量低、抗病性中等，最突出的特点是株型好、主茎节数多、综合表型性状好；ZT-03株系的出苗率和存活率均为100%，且无病害、产量高、抗性较好，但综合表型性状差，多糖含量较低。ZT-05株系的品质性状好、抗性好、但综合表型性状和产量性状较差，可将此株系作为重点观察株系，翌年继续进行单株筛选；ZT-08株系的品质性状好，但综合表型性状和产量性状较差，且抗性较差；ZT-04株系的表型性状、产量性状和品质性状均较差，抗性也较差。

根据以上分析结果，ZT-01和ZT-02株系可作为重点扩繁株系进一步选育，ZT-06和ZT-07株系可以作为观赏品种选育，ZT-03株系可以作为抗性品种选育，ZT-05株系需翌年继续进行单株筛选，ZT-04和ZT-08株系予以淘汰。

二、太子参新品种品质比较分析

1. 实验材料

"施太1号"为作者选育的品种，对照品种（系）"QTZS 1号"（品种）和"SB-C"（品系）为贵州三泓药业股份有限公司提供。编号为：施太1号（S）、QTZS 1号（Q）和SB-C（C）。

2. 研究方法

（1）试验地点：设4个试验地，分别位于贵州施秉县牛大场镇、城关镇，黄平县新州镇和余庆县龙溪镇，编号为：施秉县牛大场镇（ND）、施秉县城关镇（XQ）、黄平县新州镇（HP）和余庆县龙溪镇（YQ）。其中牛大场镇长坳试验地海拔941m，E107°56′42.76″，N27°08′17.17″；新州镇太翁村试验地海拔915m，E107°50′26.18″，N26°57′26.36″；龙溪镇田坝村试验地海拔743m，E107°44′08.19″，N27°17′21.77″；城关镇新桥村大坝坝一碗水试验地海拔864m，E108°01′39.61″，N26°57′32.53″。试验区域均属于高原季风性气候，年平均气温14～16℃，年总积温5500℃，无霜期225～294天，年降水量1060～1200mm。试验地为新开垦，黄壤，微酸性，肥力中等，排灌方便。

（2）试验设计：采用随机区组设计，4个试验区，每个试验区共设9个小区，每个品种（系）3个重复。小区面积为5m×0.8m = 4m²，小区间设置0.4m空地作为隔离。2014年12月栽种，栽种前将发酵沤制的基肥撒土面，覆土稍许平栽。株距5～7cm，覆土7～10cm，之后田间管理同大田一致。

（3）样品处理：2015年7月20日，太子参药材采收期采集块根。同一试验地每个品种（系）随机取样10个单株，共得120份单株。此外，每个品种（系）采集250g左右的混合样本，共得12份混合样本，洗净，烘干（40℃）。

（4）药材性状测量及商品规格分级：测量每株药材的重量，并从单株样本中随机选取15个块根测量中上部直径、单个块根重；从混合样本中随机称取50g，测量50g药材的块根数，并依据文献对药材进行分级。共测单株样本120份和混合样本12份。

（5）浸出物含量测定：依据《中国药典》2015版（四部）水溶性浸出物测定法（通则2201）项下冷浸法。精密称取太子参粉末约4g，置250ml的锥形瓶中，精密加水100ml，密塞，冷浸，前6小时需时时振摇，再静置18小时后，滤过，精密取续滤液20ml，置干燥至恒重的蒸发皿中，水浴蒸干，再于烘箱中（105℃±5℃）干燥3小时，置干燥器中冷至室温，精密称定重量。共测单株样本120份。

（6）多糖含量测定：参考本章"一、优良品系的筛选与评价，（4）多糖含量测定"方法测定多糖含量。共测单株样本120份。

（7）太子参环肽B含量测定：①仪器与试剂：高效液相色谱仪（LC-20AD型，日本岛津）、电子天平（EL104型，梅特勒-托利多仪器有限公司）、超声波清洗器（SK8210HP型，上海科导超声仪器有限公司）、恒温水箱（HH-W600型，江苏金坛市亿通电子有限公司）；太子参环肽B对照品（中国科学院昆明植物研究所，含量以95%计），乙腈为色谱纯，甲醇为分析纯，水为娃哈哈纯净水。②色谱条件：C_{18}柱（Wondasil，5μm，4.6×250mm）；以水为流动相A，乙腈为流动相B，梯度洗脱（0～10分钟，2%～10% B；10～40分钟，10%～45% B；40～45分钟，45%～55% B）；检测波长为203nm；柱温为30℃；流速为0.9ml/min。③对照品溶液的配制：精密称定太子参环肽B对照品适量，置容量瓶中，加甲醇稀释至刻度，摇匀，制成每1ml含太子参环肽B 0.4532mg的储备液。再取一定量储备液用甲醇稀释成每1ml含太子参环肽B 18.13μg的对照品溶液。④供试品溶液的制备：精密称定粉末约2g，精密加入50ml甲醇，称定重量，超声45分钟，放冷，称重，用甲醇补足减少的重量，摇匀，滤过，精密移取25ml续滤液至蒸发皿中，水浴加热浓缩至干，残渣加甲醇溶解，转移至10ml容量瓶中，加甲醇至刻度，摇匀，过0.45μm滤膜，取续滤液作为供试品溶液。⑤含量测定：分别精密吸取对照品、供试品溶液10μl进样，按外标一点法计算含量。共测单株样本120份。

（8）氨基酸含量测定：①仪器与试剂：高效液相色谱仪（LC–20AD型，日本岛津），电子天平（EL104型，梅特勒–托利多仪器有限公司），电热鼓风干燥箱（101–1AB型，天津市泰斯特仪器有限公司）；氨基酸测定分析包（天津博纳艾杰尔科技有限公司，包括：三乙胺，异硫氰酸苯酯，正亮氨酸，17种氨基酸标准溶液，除胱氨酸浓度为1.25μmol/ml外，其余氨基酸浓度为2.5μmol/ml），乙腈为色谱纯，盐酸为分析纯。②色谱条件：C_{18}柱（Pntulips，5μm，4.6mm×250mm）；以醋酸钠水溶液为流动相A，以80%乙腈水溶液为流动相B，梯度洗脱（0～5分钟，0%～5% B；5～13分钟，5% B；13～14.5分钟，5%～7% B；14.5～20分钟，7%～12% B；20～25分钟，12%～23% B；25～35分钟，23%～33% B；35～38分钟，33%～75% B；38～40分钟，75% B；40～45分钟，75%～100% B；45～46分钟，100%～0% B；46～60分钟，0% B）；检测波长为254nm；柱温为30℃；流速为1.0ml/min。③供试品溶液的制备：取粉末0.5g，精密称定，置于25ml的安瓿瓶中，精密加入含0.1%苯酚的6mol/L盐酸10ml，振摇使其充分溶解分散，置110℃±5℃烘箱中水解24小时，取出冷却，过滤，精密量取滤液5ml于蒸发皿中蒸干，残渣加水5ml溶解，用0.45μm滤膜过滤，供衍生使用。④衍生化反应：精密量取氨基酸标准溶液及供试品溶液200μl，分别置于1.5ml离心管中，向每个离心管中加入正亮氨酸内标溶液20μl、三乙胺乙腈溶液100μl、异硫氰酸苯酯乙腈溶液100μl，摇匀，室温放置3h，然后加入正己烷400μl，振摇后放置10分钟，取下层溶液，0.45μm滤膜过滤，取滤液200μl，加水定容至1ml，摇匀即得。⑤含量测定：精密吸取对照品、供试品溶液各10μl，注入液相色谱仪，测定。氨基酸含量（%）＝$f_1 \cdot C \cdot V \times 10^{-4} / f_2 \cdot W$，式中$f_1$=样品中各氨基酸峰面积/正亮氨酸峰面积，$f_2$=标准溶液中各氨基酸峰面积/正亮氨酸峰面积，C=氨基酸标准品浓度（μg/ml），V=样品溶液定容体积，W=称样量（g）。共测单株样本120份。

（9）数据分析：运用SPSS17.0软件中单因素方差分析对各数据均值进行多重比较。

3. 结果与分析

（1）不同品种（系）的药材性状及商品规格等级分析：太子参药材商品以短胖型作为优等品。本研究选取单个块根重、中上部直径和50g块根数作为评价不同品种（系）商品性状的指标，以单株药材重作为衡量不同品种（系）产量的指标。结果显示，ND试验地的S品种单个块根重、中上部直径最大，50g块根数最小，分别为0.48g、5.13cm和185；HP试验地的S品种单株药材重最大，为21.05g。S品种的单株药材重、单个块根重均显著高于Q品种及C品系，块根中上部直径显著高于C品系，而与Q品种差异不明显。S品种的50g块根数均少于270，而Q品种和C品系的50g块根数基本超过400。从单株药材重和药材商品性状来看，新品种S优于对照品种（系）（表2-8）。

药材商品规格等级划分显示，S品种的药材商品规格等级主要集中在Ⅰ级和Ⅱ级，Q品种主要集中在Ⅲ级、Ⅳ级和Ⅴ级，而C品系主要为Ⅴ级。S品种Ⅰ级和Ⅱ级比重大于60%，其中ND试验地的S品种Ⅰ级和Ⅱ级比重达72.5%；而Q品种和C品系的Ⅰ级和Ⅱ级比重均小于26%，其中XQ试验地的C品系Ⅰ级和Ⅱ级比重仅有5.4%。从药材商品规格等级来看，新品种S药材商品规格等级明显优于对照品种（系）（表2-9）。

表2-8　不同品种（系）性状比较分析（n=10）

试验地	品种（系）	单株药材重/g	单个块根重/g	中上部直径/mm	50g块根数
ND	S	15.24 ± 3.97a	0.48 ± 0.09a	5.13 ± 0.53a	185
	Q	7.85 ± 1.83b	0.26 ± 0.02b	4.15 ± 0.24ab	298
	C	6.19 ± 1.62b	0.25 ± 0.08b	3.76 ± 0.23b	357
XQ	S	19.30 ± 5.50a	0.33 ± 0.03a	3.89 ± 0.22a	223
	Q	5.43 ± 1.51b	0.16 ± 0.05b	3.33 ± 0.56b	426
	C	4.20 ± 0.74b	0.15 ± 0.02b	3.27 ± 0.34b	439
HP	S	21.05 ± 4.61a	0.29 ± 0.05a	3.72 ± 0.47a	232
	Q	5.75 ± 1.06b	0.18 ± 0.04b	3.25 ± 0.49ab	424
	C	5.07 ± 1.43b	0.14 ± 0.04b	3.00 ± 0.24b	535
YQ	S	20.90 ± 2.13a	0.30 ± 0.07a	3.93 ± 0.31a	262
	Q	4.56 ± 0.75b	0.16 ± 0.02b	3.45 ± 0.40b	400
	C	5.43 ± 1.44b	0.15 ± 0.04b	3.23 ± 0.33b	700

注：差异显著性分析取α=0.05水平，相同试验地同一列不同字母表示差异显著。

表2-9　50g块根分级后各级重量结果

试验地	品种	I /g	II /g	III /g	IV /g	V /g
ND	S	25.95	10.30	3.40	5.00	5.43
	C	5.25	4.20	5.73	9.18	25.15
	Q	7.88	5.43	8.65	8.95	19.10
XQ	S	18.28	12.80	5.60	6.58	6.83
	C	0.00	2.70	4.93	6.73	35.78
	Q	1.15	3.45	7.05	7.00	31.93
HP	S	16.95	14.53	6.90	4.38	7.28
	C	1.20	2.55	3.40	4.35	37.88
	Q	2.40	3.53	7.65	7.63	27.68
YQ	S	10.10	5.65	6.65	9.10	18.75
	C	1.13	0.98	2.88	8.30	37.58
	Q	0.00	4.45	5.63	4.58	35.68

（2）不同品种（系）的浸出物含量比较分析：2015版《中国药典》规定，太子参水溶性浸出物含量不得少于25%。研究的3个品种（系）浸出物含量在28.55%～37.87%之间。同一品种（系），不同试验地浸出物含量差异较大；而相同试验地，不同品种（系）浸出物含量差异较小。多重比较显示，S品种浸出物含量与C品系均无显著差异。除HP试验地的S品种浸出物含量显著小于Q品种外，其他3个试验地的S品种浸出物与Q品种无显著差异。从浸出物含量来看，新品种S与对照品种（系）无明显差异（图2-1）。

（3）不同品种（系）的多糖含量比较分析：3个品种（系）的多糖含量在22.93%～39.98%之间，差异较大，其中含量最高的为ND试验地的S品种，含量最低的为XQ试验地的Q品种。多重比较显示，ND、XQ、YQ 3个试验地的S品种多糖含量均显著高于另外2个品种（系），HP试验地的3个品种（系）多糖含量之间无显著差异。除ND试验地的C品系多糖含量略低于Q品种外，其他3个试验地Q品种与C品系多糖含量无显著差异。从多糖含量来看，新品种S显著高于对照品种（系）（图2-2）。

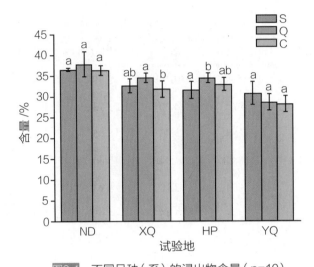

图2-1　不同品种（系）的浸出物含量（n=10）

注：误差线表示标准误；差异显著性分析取α=0.05水平，不同字母表示差异显著（图2-2-图2-5同）。

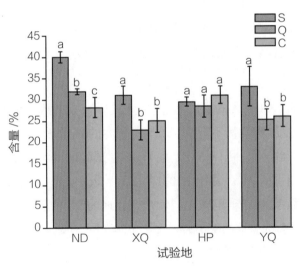

图2-2　不同品种（系）的多糖含量（n=10）

（4）不同品种（系）的太子参环肽B含量比较分析：3个品种（系）的太子参环肽B含量在0.0130%～0.0194%之间，差异较大，其中含量最高为HP试验地的C品系，最低为YQ试验地的Q品种。12组样本中，有8组变异系数超过15%，表明单株间的太子参环肽B含量差异较大。多重比较显示，除XQ试验地外，其他3个试验地的S品种和C品系太子参环肽B含量均显著高于Q品种，而S

品种与C品系间无显著差异。从太子参环肽B含量来看，新品种S高于对照品种Q（图2-3）。

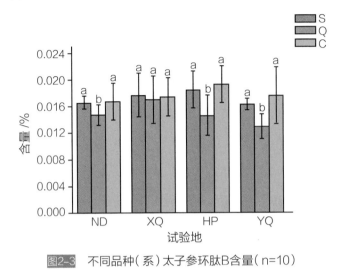

图2-3　不同品种（系）太子参环肽B含量（n=10）

（5）不同品种（系）的氨基酸含量比较分析：样品均检测出17种氨基酸，各氨基酸含量差异较大，平均值在0.028%～1.556%之间，含量最高的为脯氨酸，最低的为蛋氨酸（表2-10）。

3个品种（系）的必需氨基酸含量在1.79%～4.95%之间，差异显著，含量最高的为XQ试验地的C品系，其后分别为XQ-Q、XQ-S、YQ-Q、YQ-C，最低为ND试验地的S品种。试验地对必需氨基酸含量有较大的影响，其中XQ试验地的必需氨基酸含量明显高于其他试验地。同一试验地，不同品种（系）间必需氨基酸含量也存在一定差异，除HP试验地外，其他3个试验地的S品种必需氨基酸含量均显著小于C品系，而品种Q与品系C必需氨基酸含量差异较小，仅ND试验地达显著水平（图2-4）。

3个品种（系）的总氨基酸含量在4.98%～12.28%之间，差异显著，XQ试验地的Q品种含量最高，ND试验地的S品种含量最低，总氨基酸含量趋势与必需氨基酸含量基本一致。XQ试验地的总氨基酸含量明显高于其他试验地。同一试验地，不同品种（系）间总氨基酸含量也存在一定差异，除HP试验地外，其他3个试验地的S品种总氨基酸含量均显著小于对照品种（系），而品种Q与品系C总氨基酸含量均无显著差异。从氨基酸含量来看，新品种S低于对照品种（系）（图2-5）。

表2-10 不同品种(系)的氨基酸含量(n=10)

%

名称	DN-S	DN-Q	DN-C	XQ-S	XQ-Q	XQ-C	HP-S	HP-Q	HP-C	YQ-S	YQ-Q	YQ-C	平均值
天门冬氨酸	0.423	0.575	0.662	0.909	1.091	1.074	0.651	0.754	0.748	0.695	0.857	0.826	0.772
谷氨酸	0.443	0.608	0.754	1.103	0.763	0.756	0.706	0.866	0.845	0.890	0.989	0.875	0.800
丝氨酸	0.174	0.245	0.270	0.507	0.727	0.705	0.309	0.344	0.310	0.360	0.384	0.246	0.382
甘氨酸	0.185	0.268	0.322	0.610	0.942	0.931	0.385	0.420	0.415	0.395	0.496	0.456	0.485
组氨酸*	0.065	0.094	0.113	0.189	0.323	0.335	0.119	0.159	0.164	0.137	0.228	0.183	0.176
精氨酸	0.455	0.857	0.945	0.816	0.776	0.713	0.571	0.631	0.623	0.621	0.785	0.654	0.704
苏氨酸*	0.288	0.298	0.357	0.838	0.954	0.991	0.482	0.541	0.559	0.594	0.685	0.601	0.599
丙氨酸	0.076	0.106	0.120	0.584	0.530	0.507	0.422	0.408	0.403	0.441	0.504	0.444	0.379
脯氨酸	1.347	1.450	1.481	1.753	2.318	2.102	1.345	1.745	1.583	1.240	1.055	1.252	1.556
酪氨酸	0.083	0.132	0.161	0.244	0.398	0.413	0.177	0.194	0.204	0.205	0.273	0.240	0.227
缬氨酸*	0.341	0.264	0.322	0.516	0.792	0.838	0.328	0.376	0.397	0.388	0.428	0.460	0.454
蛋氨酸*	0.031	0.037	0.040	0.023	0.037	0.038	0.016	0.016	0.017	0.029	0.027	0.028	0.028
胱氨酸	0.010	0.012	0.009	0.023	0.017	0.011	0.028	0.018	0.016	0.220	0.119	0.070	0.046
异亮氨酸*	0.166	0.227	0.261	0.330	0.372	0.416	0.306	0.345	0.351	0.342	0.492	0.410	0.335
亮氨酸*	0.415	0.345	0.400	0.634	0.877	0.878	0.506	0.535	0.540	0.568	0.526	0.624	0.571
苯丙氨酸*	0.217	0.305	0.359	0.626	0.926	0.964	0.409	0.455	0.461	0.447	0.575	0.555	0.525
赖氨酸	0.263	0.258	0.316	0.579	0.440	0.484	0.363	0.424	0.437	0.424	0.430	0.405	0.402

注:标注"*"的为人体必需氨基酸。

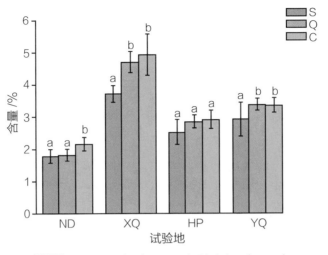

图2-4 不同品种（系）的必需氨基酸含量（n=10）

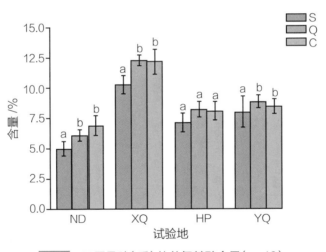

图2-5 不同品种（系）的总氨基酸含量（n=10）

（6）内在质量与外观形状间的相关性分析：文献研究显示，太子参药材商品性状与多糖存在一定相关性。"施太1号"筛选的目标是获得生物量高和药材商品等级优的品种，生物量及药材外观性状指标与内在质量是否存在一定的相关性呢？分析结果显示，太子参的上述指标是存在一定的相关性，其中浸出物及太子参环肽B含量与单株药材量及药材性状相关性不显著，多糖含量与单株药材量存在显著的正相关，与块根的单个重、中上部直径存在极显著的正相关，必需氨基酸、总氨基酸含量与中上部直径、单个块根重存在显著的负相关。此外，内在质量指标间亦存在一定相关性，其中多糖含量与必需氨基酸、总氨基酸含量存在极显著的负相关，必需氨基酸与总氨基酸含量存在极显著的正相关，而浸出物、太子参环肽B含量与其他内在质量指标间相关性不大，均未达到显著水平（表2-11）。

表2-11　内在质量与外观形状指标间相关性分析（n=120）

指标	中上部直径	单个块根重	单株药材重	50g块根数	浸出物含量	太子参环肽B含量	多糖含量	必需氨基酸含量	总氨基酸含量
中上部直径	1								
单个块根重	0.945[2]	1							
每株块根重	0.588[1]	0.743[2]	1						
50g块根数	−0.762[2]	−0.832[2]	−0.745[2]	1					
浸出物含量	0.495	0.414	−0.035	−0.484	1				
太子参环肽B含量	−0.150	0.043	0.265	0.084	−0.056	1			
多糖含量	0.813[2]	0.858[2]	0.576[1]	−0.614	0.426	0.101	1		
必需氨基酸含量	−0.594[1]	−0.576[1]	−0.286	0.390	−0.461	0.167	−0.714[2]	1	
总氨基酸含量	−0.617[1]	−0.580[1]	−0.286	0.339	−0.368	0.146	−0.741[2]	0.984[2]	1

注：[1]在0.05水平上显著相关；[2]在0.01水平上极显著相关。

4. 结论

本研究结果表明，"施太1号"在药材产量、商品规格等级、多糖和太子参环肽B含量均优于对照品种（系）。因此，"施太1号"具有良好的药材品质特征；将结合抗性、生长发育特性、区域稳定性及遗传稳定性等指标对其进行综合评价。

三、太子参新品种区域稳定性评价

1. 实验材料

种质材料同本章"二、新品种的品质比较分析，实验材料"。

2. 研究方法

（1）试验地点：同本章"二、新品种的品质比较分析，研究方法（1）试验地点"。

（2）试验设计：同本章"二、新品种的品质比较分析，研究方法（2）试验设计"。

（3）农艺性状测量：2015年5月15日，太子参花果期。依据文献分析结果，测量农艺性状，指标包括：株高、冠幅长、冠幅宽、叶片数、叶宽、叶长、主茎粗、主茎节数、茎节长、最长分枝长、闭锁花果数、叶干重、地上生物量12个性状；2015年7月20日，测量块根性状，指标包括：块根数、单株块根鲜重、中上部直径、块根长和单株块根干重6个性状。同一试验区每个品种（系）随机取样10个单株，共测120份单株。

（4）药材性状测量：2015年7月20日，太子参药材采收期采集块根。同一试验区每个品种（系）随机取样10个单株，共得120份单株。此外，每个品种（系）采集250g左右的混合样本，共得12份混合样本，洗净，烘干（40℃）。测量每株药材的重量，并从单株样本中随机选取15个块根测量中上部直径、单个块根重；从混合样本中随机称取50g，测量50g药材的块根数。

（5）浸出物含量测定：同本章"二、新品种的品质比较分析，研究方法（5）浸出物含量测定"。

（6）多糖含量测定：同本章"一、优良品系的筛选与评价，研究方法（4）多糖含量测定"。

（7）太子参环肽B含量测定：同本章"二、新品种的品质比较分析，研究方法（7）太子参环肽B含量测定"。

（8）太子参氨基酸含量测定：同本章"二、新品种的品质比较分析，研究方法（8）太子参氨基酸含量测定"。

（9）数据分析：采用SPSS17.0计算平均数（$\bar{X}$）、标准差（s）及聚类分析；

根据结果将所有材料划分为10个等级，按第1级 [$X_i < (X-2s)$] 到第10级 [$X_i > (X+2s)$]，每0.5s为1级，每1级的相对频率（P_i）用于计算多样性指数，即Shannon-Weiner index（H'）的计算公式如下：$H' = -\sum P_i \times \ln P_i$，式中$P_i$为某一性状第i级别材料份数占总份数的百分比，$X_i$为第i级中的数据。

3. 结果与分析

（1）叶部性状的遗传差异分析：从6个叶部性状分析结果可知，不同性状间变异系数差异较大，在13.34%～52.73%之间，3个品种（系）叶片数和叶干重区域间变异系数均大于40%；相对于对照品种（系），S品种的叶部性状区域间变异较小，其中冠幅宽（19.91%）、叶片数（40.28%）、叶宽（18.89%）、叶长（15.59%）区域间变异系数在3个品种（系）中最小，冠幅长和叶干重处于第2位；3个品种（系）叶部性状遗传多样性较为丰富，但品种（系）间差异不大，在1.7864～2.0711之间。表明相对于Q品种和C品系，不同试验区域间S品种叶部性状差异性较小，相对稳定（表2-12）。

表2-12　不同区域叶部性状的差异性分析

性状	品种（系）	最小值	最大值	平均值	标准差	极差	区域内变异系数	区域间变异系数	遗传多样性指数
冠幅长/cm	S	10.5	20.1	16.30	2.71	9.6	6.67	16.60	1.7943
	C	11.5	20.3	15.62	2.08	8.8	4.39	13.34	1.9908
	Q	9.9	22.3	15.11	2.60	12.4	6.49	17.19	2.0711
冠幅宽/cm	S	8.5	20.5	13.79	2.75	12	6.29	19.91	2.0124
	C	8.7	18.6	12.17	2.43	9.9	6.09	19.95	1.9296
	Q	7.3	18.9	11.95	25.4	11.6	7.28	21.21	1.9968
叶片数	S	35	172	81.48	32.82	137	17.87	40.28	1.7864
	C	28	202	77.15	40.68	174	16.35	52.73	1.8307
	Q	29	151	70.08	29.33	122	13.91	41.86	1.8617
叶宽/cm	S	3.0	5.9	3.79	0.72	2.9	5.45	18.89	1.8695
	C	2.3	5.1	3.57	0.72	2.8	5.84	20.16	2.0085
	Q	1.9	5.2	3.35	0.82	3.3	7.57	24.41	1.8624

续表

性状	品种（系）	最小值	最大值	平均值	标准差	极差	区域内变异系数	区域间变异系数	遗传多样性指数
	S	5.0	9.3	6.55	1.02	4.3	4.86	15.59	1.9681
叶长/cm	C	3.9	9.2	6.56	1.32	5.3	6.15	20.16	1.9968
	Q	3.7	10	6	1.47	6.3	8.28	24.48	1.9448
	S	1.06	5.66	2.59	1.20	4.6	21.85	46.13	1.8644
叶干重/g	C	0.41	4.53	2.13	1.01	4.1	16.25	47.19	1.8766
	Q	0.32	4.58	1.88	0.86	4.3	18.95	45.98	1.9642

（2）茎部及果实性状的遗传差异分析：茎部及果实性状分析结果可知，性状间变异系数差异较大，最大的为闭锁花果数，Q品种的区域间变异系数达93.66%，最小的为株高，S品种的区域间变异系数仅为13.03%；相对于对照品种（系），S品种的茎部及果实性状区域间变异较小，6个性状中，株高（13.03%）、主茎节数（20.15%）、闭锁花果数（64.13%）、茎节长（24.23%）4个性状的区域间变异系数在3个品种（系）中最小，主茎粗和最长分枝长处于第2位；除主茎节数外，三个品种（系）茎部及果实性状遗传多样性较为丰富，S品种遗传多样性指数略低于对照品种（系），株高（1.8532）、主茎粗（1.8986）、主茎节数（1.3987）、最长分枝长（1.8256）遗传多样性指数在3个品种（系）中最小。表明相对于Q品种和C品系，不同试验区域间S品种茎部及果实性状差异性较小，相对稳定（表2-13）。

表2-13　不同区域茎部及果实性状的差异性分析

性状	品种（系）	最小值	最大值	平均值	标准差	极差	区域内变异系数	区域间变异系数	遗传多样性指数
	S	7.7	15.3	10.98	1.43	7.6	8.15	13.03	1.8532
株高/cm	C	6.7	12.5	9.55	1.34	5.8	5.62	14.04	1.8656
	Q	6.8	16.3	9.7	2.01	9.5	7.24	20.76	1.7788

续表

性状	品种（系）	最小值	最大值	平均值	标准差	极差	区域内变异系数	区域间变异系数	遗传多样性指数
主茎粗/mm	S	1.2	2.89	1.86	0.45	1.69	4.77	24.08	1.8986
	C	1.01	2.21	1.62	0.30	1.2	5.85	18.25	1.9924
	Q	0.6	2.12	1.44	0.40	1.52	8.76	27.68	2.0131
主茎节数	S	3	7	5.08	1.02	4	8.57	20.15	1.3987
	C	4	9	5.43	1.41	5	8.95	26.03	1.4944
	Q	3	8	5.08	1.27	5	10.89	25.00	1.5573
最长分枝长/cm	S	5.6	18.3	10	3.13	12.7	9.98	31.29	1.8256
	C	5.4	17	9.86	3.22	11.6	8.97	32.67	1.9286
	Q	2.6	12.3	7.56	2.02	9.7	11.16	26.79	2.0614
闭锁花果数	S	2	71	24.23	15.54	69	27.33	64.13	1.8322
	C	0	56	15	11.81	56	29.47	78.77	1.6705
	Q	1	70	20.35	19.06	69	34.44	93.66	1.7404
茎节长/cm	S	1.9	5.8	3.47	0.84	3.9	9.67	24.23	1.9498
	C	2.0	6.5	3.41	0.93	4.5	10.32	27.39	1.7811
	Q	1.2	4.6	2.90	0.81	3.4	11.21	27.79	2.0721

（3）产量性状的遗传差异分析：3个品种（系）的块根鲜重、地上生物量、地下生物量区域间变异系数较大，均大于36%，而块根粗和块根长区域间变异系数较小（10.17%~20.82%）；相对于对照品种（系），6个性状中，S品种的块根粗（10.17%）、块根长（18.74%）的区域间变异系数在3个品种（系）中最小，其他4个性状均处于第2位；3个品种（系）产量性状遗传多样性较为丰富，但品种（系）间差异不大，在1.8002~2.0785之间。表明相对于Q品种和C品系，不同试验区域间S品种产量性状差异性较小，相对稳定（表2-14）。

表2-14 不同区域产量性状的差异性分析

性状	品种（系）	最小值	最大值	平均值	标准差	极差	区域内变异系数	区域间变异系数	遗传多样性指数
块根数	S	37	142	76.43	29.28	105	11.12	38.13	1.8002
	C	18	80	46.45	17.71	62	11.31	38.31	1.9883
	Q	19	67	42.52	11.39	48	9.40	26.79	2.0785
块根鲜重/g	S	11.51	57.96	30.82	12.52	46.45	13.39	40.61	1.9393
	C	2.35	14.64	7.78	3.42	12.29	13.80	43.95	1.9725
	Q	2.35	21.34	9.36	3.66	18.99	15.22	39.13	1.8955
块根粗/mm	S	3.84	6.49	5.45	0.55	2.65	4.77	10.17	1.9636
	C	2.93	5.15	4.23	0.46	2.22	4.80	10.98	1.9388
	Q	3.08	5.61	4.55	0.60	2.53	4.42	13.09	1.9937
块根长/cm	S	3.6	8.2	5.81	1.09	4.6	7.27	18.74	1.9891
	C	2.5	5.7	4.14	0.82	3.2	7.50	19.93	1.9462
	Q	2.8	6.5	4.17	0.87	3.7	7.50	20.82	1.9904
地上生物量/g	S	0.81	5.41	2.86	1.25	4.61	20.40	43.88	1.8103
	C	0.79	5.94	2.86	1.21	5.15	13.06	42.20	1.8762
	Q	0.47	5.57	2.51	1.12	5.10	17.89	44.59	1.9579
地下生物量/g	S	5.76	28.86	16.15	6.04	23.11	12.62	37.38	2.0124
	C	1.60	8.44	4.39	1.79	6.84	13.29	40.63	2.0004
	Q	1.52	11.57	5.25	1.89	10.05	13.84	36.03	1.9069

农艺性状差异性分析结果表明，相对对照品种（系），S品种的18个农艺性状，有10个性状的区域间变异系数在3个品种（系）中最小，其他8个性状处于第2位，农艺性状的遗传多样性较为丰富。综合以上各叶部、茎部、果实及产量性状的平均值、最大值、最小值、标准差、极差、变异系数和遗传多样性指数，种植在不同试验区的S品种农艺性状较对照品种（系）稳定。

（4）不同区域药材性状的稳定性分析：3个品种（系）的中上部直径、单个块根重和单株药材重结果基本一致，均为ND区域的中上部直径、单个块根重和单株药材重显著高于其他3个区域，而在XQ、HP、YQ区域间无显著差异。变异系数结果显示，相对于对照品种（系），S品种的4个药材性状有3个变异系数最小，分别为单个块根重（25.06%）、单株药材重（14.15%）和50g块根数（14.07%）。结果表明，ND区域太子参药材产量高、药材商品性状好；相对于Q品种和C品系，不同试验区域间S品种药材性状差异性较小，相对稳定（表2-15）。

表2-15　不同区域药材性状的稳定性分析

品种（系）	采集地点	中上部直径/mm		单个块根重/g		单株药材重/g		50g块根数	
		x±s	变异系数	x±s	变异系数	x±s	变异系数	x	变异系数
S	ND	5.13 ± 0.53a		0.48 ± 0.09a		15.24 ± 3.97a		185	
	XQ	3.89 ± 0.22b	15.55	0.33 ± 0.03b	25.06	19.30 ± 5.50b	14.15	223	14.07
	HP	3.72 ± 0.47b		0.29 ± 0.05b		21.05 ± 4.61b		232	
	YQ	3.93 ± 0.31b		0.30 ± 0.07b		20.90 ± 2.13b		262	
Q	ND	4.15 ± 0.24a		0.26 ± 0.02a		7.85 ± 1.83a		298	
	XQ	3.33 ± 0.56b	11.61	0.16 ± 0.05b	25.23	5.43 ± 1.51b	23.66	426	15.63
	HP	3.25 ± 0.49b		0.18 ± 0.04b		5.75 ± 1.06b		424	
	YQ	3.45 ± 0.40b		0.16 ± 0.02b		4.56 ± 0.75b		400	
C	ND	3.76 ± 0.23a		0.25 ± 0.08a		6.19 ± 1.62a		357	
	XQ	3.27 ± 0.34b	9.64	0.15 ± 0.02b	30.08	4.20 ± 0.74b	15.82	439	29.02
	HP	3.00 ± 0.24b		0.14 ± 0.04b		5.07 ± 1.43ab		535	
	YQ	3.23 ± 0.33b		0.15 ± 0.04b		5.43 ± 1.44ab		700	

注：差异显著性分析取α=0.05水平，同一列不同字母表示差异显著（表2-16同）。

（5）不同区域药材品质的稳定性分析：4个试验区域的S品种浸出物和多糖含量有3个区域无显著差异，而Q品种和C品系仅有2个区域无显著差异；不同试验区域的S品种和Q品种太子参环肽B含量均无显著差异，而C品系仅3个区域无显著差异；不同试验区域的总氨基酸含量差异较大，S品种和C品系仅2个试验区域无显著差异，Q品种在4个区域均有显著差异。变异系数结果显示，相对于对照品种（系），S品种的4个药材品质有2个变异系数最小，分别为浸出物含量（7.78%）和太子参环肽B含量（5.84%），其他2个药材品质的变异系数处于第2位。结果表明，相对于Q品种和C品系，不同试验区域间S品种药材品质差异性较小，相对稳定（表2-16）。

表2-16　不同区域药材品质的稳定性分析　　　　　　　　　%

品种（系）	采集地点	浸出物含量		多糖含量		太子参环肽B含量		总氨基酸含量	
		x±s	变异系数	x±s	变异系数	x±s	变异系数	x±s	变异系数
S	ND	36.59 ± 0.37a		39.98 ± 1.34a		0.0167 ± 0.001a		4.98 ± 0.64a	
	XQ	32.66 ± 1.70b	7.78	31.05 ± 2.11b	13.85	0.0178 ± 0.003a	5.84	10.28 ± 0.77b	28.88
	HP	31.59 ± 2.10b		29.52 ± 1.10b		0.0186 ± 0.003a		7.12 ± 0.79c	
	YQ	30.83 ± 2.78b		32.94 ± 4.66b		0.0164 ± 0.001a		7.99 ± 1.31c	
Q	ND	37.87 ± 3.03a		31.92 ± 0.77a		0.0148 ± 0.002a		6.08 ± 0.49a	
	XQ	34.55 ± 1.19b	11.31	22.92 ± 2.37b	14.48	0.0171 ± 0.004a	11.30	12.28 ± 0.47b	29.00
	HP	34.51 ± 1.18b		28.42 ± 2.67c		0.0147 ± 0.003a		8.23 ± 0.66c	
	YQ	28.65 ± 2.02c		25.16 ± 2.50b		0.0130 ± 0.002a		8.85 ± 0.55d	
C	ND	36.37 ± 1.18a		28.16 ± 2.40ab		0.0168 ± 0.003a		6.89 ± 0.82a	
	XQ	31.82 ± 2.01b	10.39	25.11 ± 2.82a	9.52	0.0175 ± 0.003a	6.18	12.16 ± 1.05b	25.63
	HP	33.00 ± 1.58b		31.09 ± 2.03b		0.0194 ± 0.003b		8.07 ± 0.76c	
	YQ	28.22 ± 2.01c		26.16 ± 2.60ab		0.0177 ± 0.004a		8.43 ± 0.61c	

（6）种质的聚类分析结果：依据18个农艺性状、4个药材性状及4个药材品质平均值的相似度，采用SPSS软件进行系统聚类。结果显示，当相似距离为10时，3个品种（系）种植在4个区域的12份样本可分为3类：其中Q品种的4个样本及C品系的2个样本聚为一类，分别为HP-Q、YQ-Q、XQ-Q、ND-Q和ND-C、YQ-C；C品系的HP-C和XQ-C为一类；S品种的YQ-S、HP-S、ND-S和XQ-S单独聚为一类。表明相对于对照品种（系），S品种的性状与这两个品种（系）有明显的差异，且S品种的性状相对较稳定，种植在不同区域的性状相似性较大，并未出现与其他2个品种（系）交叉聚类的现象（图2-6）。

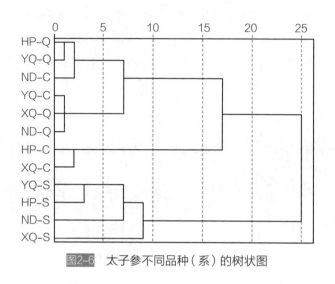

图2-6   太子参不同品种（系）的树状图

4. 结论

所分析的18个农艺性状中，"施太1号"的叶片数、叶长、主茎粗等12个性状的遗传多样性指数略小于"SB-C"，且有10个农艺性状的区域间变异系数在3个品种（系）中最小。这说明"施太1号"农艺性状区域稳定性较好；但育种使其遗传多样性略有降低。

"施太1号"药材性状和品质是否稳定是衡量其稳定性和适应性的重要环节，结果显示，8个药材性状及品质指标中，"施太1号"的浸出物含量、太子参环肽B含量等5个指标的区域间变异系数在3个品种（系）中最小，表明"施太1号"药材性状和品质区域间稳定性较好。

"施太1号"选育研究表明，药材产量、商品等级、多糖含量和太子参环肽B含量优于对照品种（系），其农艺性状、药材性状、药材品质的多个指标区域稳定性优于对照品种（系），可在贵州适宜生态区域示范性种植和推广应用。

太子参品种选育技术规范（草案）

1. 范围

本标准规定了太子参品种选育的术语、定义、选育亲本、选育方式、试验场圃要求、调查记录要求等技术要求。

本标准适用于中华人民共和国境内太子参的品种选育。

2. 术语和定义

2.1 出苗期

试验小区有50%植株第一片叶露出地面1.5cm的日期。

2.2 开花始期

试验小区有10%植株正常花的花蕾开花。

2.3 盛花期

试验小区有50%植株正常花的花蕾开花。

2.4 终花期

试验小区有90%的植株正常花的花蕾开花。

2.5 倒苗期

试验小区有90%以上的植株枯萎倒苗。

3. 选育亲本

亲本中至少要适应性强、综合性状好，优点多、缺点少或某一方面特征明显（如产量高、质量好、抗病抗虫能力强等），选择地理远缘，生态类型差异大，形态类型不同等材料。要仔细观察并去杂去劣，保存种性。

4. 选育方式

采用系统育种、杂交育种、辐射育种、单倍体育种和基因工程育种等。

5. 试验场圃要求

5.1　亲本保存圃

5.1.1　试验设置：将入选的单株全部条播，以1m行长单行种植，按太子参大田种植方式播种、管理，不设对照。

5.1.2　以选系为主，性状稳定、表现一致、符合育种目标的入选，一般入选比例5%～10%。

5.2　品系圃

5.2.1　试验设置：将入选的植株进行品系试验，小区面积为2.0m×1.0m，每份隔离行0.5m，间比法排列，按太子参大田种植方式播种、管理，隔四份材料设一份对照。

5.2.2　对符合育种目标，性状稳定、表现一致的株系可入选，入选比例10%。

5.3　后代鉴定圃

5.3.1　试验设置：将入选株系建立鉴定圃。随机区组法排列，小区面积6.67m×1.0m，行距0.20m，按太子参大田种植方式播种、管理，重复三次。

5.3.2　按照育种目标和选择标准进行调查、测产，入选率不超5%。

5.4　比较试验

5.4.1　试验设置：将入选鉴定株系进行比较试验，以现有品种（系）进行对比，每个品种（系）三个重复。随机区组法排列，每个重复小区面积为5m×0.8m，小区间设置0.4m空地作为隔离，按太子参大田种植方式播种、管理，重复四个试验区。

5.4.2 按照育种目标和选择标准进行调查、测产，品种（系）间比较，并作出品种评价和建议意见。

5.5 区域试验

5.5.1 试验设置：将入选品种进行两年区域试验，在不同生态区进行。随机区组法排列，重复三次，每个重复小区面积为5m×0.8m，小区间设置0.4m空地作为隔离，参试试验点4~5个。试验地前茬一致，地力均匀。播种、田间管理及其他试验操作需5天内完成，栽培管理措施应同大田生产。

5.5.2 从不同生态类型区，品种的适应性、抗病性、抗逆性、产量、品质等方面评价，对符合育种目标，作出进入生产试验的区域建议。

5.6 生产试验

5.6.1 试验设置：区域试验结束后入选品种开展生产试验，在不同生态区进行，参试试验点4~5个。田间采取大区种植，要求面积不低于1.0亩，不设重复，以当地主栽品种为对照，管理同生产大田。

5.6.2 重点从品种的适应性、抗病性、抗逆性、产量、品质等方面进行大面积应用评价，对符合育种目标品种作出示范推广意见。

5.7 生产示范

经生产试验，表现抗病性好、抗逆性强、优质高产、适应性广的品种进一步进行大面积生产示范。

6. 调查记录要求

6.1 农事活动

记录全生育期的农事管理的内容、时间、方法和次数。

6.2 亩苗数、亩收获株数、病害率

分别在出苗期、病虫害爆发期，调查出苗数、株数、病株数、死株数，折算成亩苗数、亩株数、病害率、枯死率，每小区取2~3个点，每点1.0m^2。

6.3   物候期

记录播种期、出苗期、现蕾期、盛花期、果期、块根膨大期、倒苗期。以日/月表示。

6.4   生物学特性

6.4.1   抗旱性：在太子参受旱时调查，以强、中、弱表示。叶色正常为强；暗淡无光为中；黄化并呈凋萎为弱。14:00～16:00观察叶片萎蔫和当晚恢复速度和程度，全部恢复为强，50%以上恢复为中，50%以下恢复为弱。

6.4.2   抗病性：在不同发病时期调查发病率，以%表示。病害枯株率5%以下为高抗、5%～20%为中抗、20%以上为低抗。

6.5   农艺性状测量

6.5.1   地上农艺性状：太子参盛花期，测量株高、冠幅长、冠幅宽、叶片数、叶宽、叶长、主茎粗、主茎节数、茎节长、最长分枝长、闭锁花果数、叶干重、地上生物量12个性状。同一试验区每个品种（系）随机取样10个单株。

6.5.2   地下农艺性状：太子参倒苗后，测量块根数、单株块根鲜重、中上部直径、块根长和单株块根干重6个性状。同一试验区每个品种（系）随机取样10个单株。

6.6   产量性状测量

6.6.1   小区产量：收获前或收获时需调查实收株数，测量单株重及全部实收产量，同一试验区每个品种（系）随机取样10个单株测单株重。以"g"表示。

6.6.2   亩产量：小区产量计算或测量4㎡产量求得，随机四次重复。以"kg"表示。

6.7   品质测量

6.7.1   药材性状测量及商品规格分级：从单株样本中随机选取15个块根测量中上部直径、单个块根重；从每个试验区混合样本中随机称取50g，测量50g药材的块根数，并依据SB/T 11174.2-2016标准进行分级。

6.7.2   指标成分测量：测量太子参药材浸出物、多糖、太子参环太B、氨基酸等指标成分，每个试验小区混合取样，随机四次重复。

第三章

太子参种子质量标准研究

太子参种子具有休眠特性，在自然条件下，种子需在土壤中度过7～8个月才能萌发，近年来的研究已证实太子参种子的休眠机制为生理休眠，–2～3℃低温砂藏层积可解除休眠，500～600mg/L的赤霉素处理结合砂藏层积可明显缩短种子打破休眠的时间。在打破休眠的基础上，本研究筛选并明确了太子参种子净度、千粒重、真实性、含水量、生活力、发芽率等研究指标，确定了种子检验方法和质量分级标准。

一、太子参种子休眠机制及萌发特性分析

1. 实验材料

种子于2011年5月采于贵州施秉牛大场太子参种植基地。种子自然晾干，低温储藏备用。

2. 研究方法

（1）吸水率：将风干的太子参种子0.5g浸泡在盛满水的烧杯中，置于25℃的水浴锅中，每隔2h取出种子，称重，计算吸水百分比。重复3次，取其平均值绘制吸水速率图。

（2）砂藏层积处理以及层积过程中胚长和发芽动态变化测定：室温下浸种24小时，置于灭菌好的湿润河砂中，–2～3℃砂藏层积，保持砂子湿润。定期于0、10、20、30、35、40、45、50、55、60、65天各取10粒种子，剥去种皮和胚乳，在体视显微镜下观察胚的形态和大小，并测定胚的长度，计算平均值。同时，取60粒种子置3层湿润纱布床15℃下进行发芽实验，每天观察、补充水分，并记录各层积时间的发芽数。每个层积时间均设4个重复，每个重复60粒种子。

（3）发芽床的设定：取层积65天的种子分别置于砂上、纱布、纸上和纸间

4种发芽床进行发芽试验，发芽温度15℃，每日观察、补充水分，挑出霉烂种子，并记录各发芽床中的发芽数与霉烂种子数。每个处理4次重复，每个重复60粒种子（图3-1）。

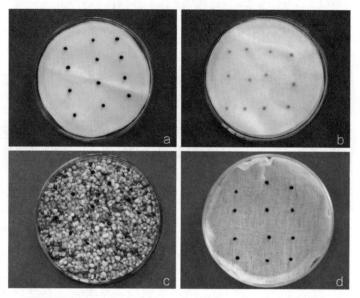

图3-1　四种发芽床（a.纸上、b.纸间、c.砂上、d.纱布上）

（4）发芽温度的设定：取层积65天的种子置于3层湿润纱布床，分别在5℃、10℃、15℃、20℃、25℃恒温、5/15℃变温、10/20℃变温条件下进行发芽实验，其中变温采用高温8小时、光照，低温16小时、黑暗。每日观察、补充水分，挑出霉烂种子，并记录各温度下的发芽数与霉烂种子数。每个处理4次重复，每个重复60粒种子。

（5）不同温度和发芽床幼苗的生长情况：预实验时考察了长势较好、长势中等和长势较差幼苗的生长情况。其中长势中等、长势较差幼苗之间重复性差，长势较好幼苗具有良好重复性，故采用长势较好幼苗来衡量不同发芽温度和发芽床对幼苗生长的影响。条件和方法同（3）、（4）项下，种子发芽15天，从每个重复中选取长势较好的10株幼苗测量株高、10株鲜重、10株干重，并对不正常苗进行确定。每个处理4次重复，每个重复60粒种子。

（6）不同赤霉素浓度处理种子在层积过程中的萌发动态测定：将赤霉素分别配成100、200、300、400、500、600、700、800、900、1000mg/L浓度，另以水浸种作为对照组。11个组分别于室温下浸种24小时后，置于灭菌的湿润河砂中，–2 ~ 3℃砂藏层积，保持砂子湿润。定期于0、5、10、15、20、25、30、35、40、45天各取60粒种子，置湿润砂床，10℃发芽。每天观察、补充水分，记录发芽数。每个层积时间均设4个重复，每个重复60粒种子。

（7）不同赤霉素浸种时间处理种子在层积过程中的萌发动态测定：将赤霉素配成600mg/L，分别浸种6、12、18、24、30小时，另以不浸种作为对照组。6个组置灭菌的湿润河砂中，–2℃ ~ 3℃砂藏层积。定期于0、5、10、15、20、25、30、35、40天各取60粒种子，置湿润砂床，10℃发芽。每天观察、补充水分，记录发芽数。每个层积时间均设4个重复，每个重复60粒种子。

（8）不同赤霉素浓度和浸种时间对幼苗生长的影响测定：10个赤霉素浓度浸种组，分别层积45天，取种子发芽。5个浸种时间组，分别层积40天，取种子发芽。条件和方法同（6）、（7）项下。种子发芽15天，从每个实验组选取长势较好的10株幼苗测量株高、主根长、10株鲜重、10株干重。每个处理4次重复，每个重复60粒种子。

（9）数据处理：计算发芽率、发芽势、种子霉烂率、不正常苗比例。采用TSview7软件对种胚进行测量，使用SPSS17.0对实验数据进行方差分析（One-way ANOVA）。

3. 结果与分析

（1）种子吸水特性：在吸水处理的20小时以内，太子参种子吸水速率随浸泡时间的增加而增大。种子在吸水处理的前12小时，吸水速率较快，吸水量为92.26%。而后，种子的吸水速率有所缓慢，20小时开始趋于平衡，至26小时吸水量达到105.97%。实验表明，太子参种皮不存在透水透气性障碍（图3-2）。

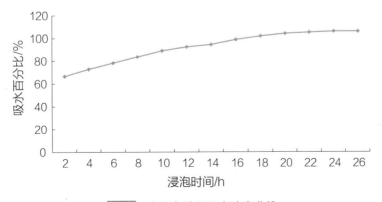

图3-2 太子参种子吸水速率曲线

（2）层积过程中胚形态和发芽动态变化：层积时间内太子参胚形态无变化，表明太子参种子不存在形态休眠。种子层积35天，部分种子打破休眠开始发芽，发芽率和发芽势随层积时间的增加而增高。层积65天的种子达最大发芽率和发芽势，分别为81.50%、58.50%（图3-3，表3-1）。

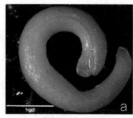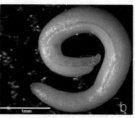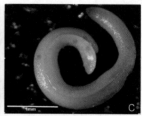

a. 未层积种胚形态　　　b. 层积35天种胚形态　　　c. 层积60天种胚形态
（胚长5.72mm）　　　　（胚长5.47mm）　　　　（胚长5.67mm）

图3-3　层积天数对太子参胚形态的影响

表3-1　不同层积时间下太子参种子胚和发芽情况

层积时间/d	开始发芽天数/d	发芽持续天数/d	胚长/mm	发芽势/%	发芽率/%
0	—	—	5.64a	—	—
10			5.56a		
20			5.73a		
30			5.78a		
35	3	12	5.67a	7.08a	22.08a
40	2	12	5.69a	18.75b	29.16c
45	2	11	5.55a	17.08b	36.25b
50	2	12	5.67a	19.58b	32.50bc
55	2	13	5.58a	21.25b	45.00d
60	2	13	5.65a	41.67c	62.92e
65	2	13	5.67a	58.50d	81.50f

注：差异显著性分析取 α = 0.05水平，同一列中不同字母表示存在显著性差异（下表亦同）；"—"表示0~30d中无种子发芽。

（3）不同发芽床对太子参种子发芽的影响：太子参种子发芽率纸上最高，为85.00%，其次为砂上、纱布上，纸间最低，为73.50%；发芽势砂上最高，为68.33%，其次为纸上、纱布上，纸间发芽势最低，为52.00%；种子的霉烂率以砂上最低，为1.25%，其次为纸上、纱布上、纸间；结果分析表明，不同发芽床的发芽率差异不显著，但纸间的发芽率显著低于其他发芽床上的发芽率；砂上种子霉烂率显著低于其他发芽床。砂上和纸上种子发芽率和发芽势相近，且种子霉烂率差异不大，两者均适宜作为太子参种子的发芽床（表3-2）。

表3-2 不同发芽床下太子参种子的发芽情况

发芽床	开始发芽天数/d	发芽持续天数/d	发芽率/%	发芽势/%	种子霉烂率/%
砂上	2	13	83.33a	68.33b	1.25a
纱布上	2	13	81.50a	58.50ac	3.75b
纸上	2	11	85.00a	63.33ab	2.92b
纸间	2	12	73.50b	52.00c	4.58b

（4）温度对太子参种子发芽的影响：就发芽率而言，太子参种子在10℃下发芽率最高，为85.42%，其次为15、5/15、10/20、5、20、25℃。结果分析表明，10、15℃之间种子的发芽率差异不明显，但显著高于其他温度，20、25℃下发芽率明显受到抑制；发芽势而言，太子参种子在10℃发芽势最高，为75.83%，明显高于其他温度下发芽势，25℃发芽势最低，为12.50%；种子霉烂率在5℃时为2.50%，明显低于其他温度下霉变率。综合分析，10℃应是太子参种子发芽的最适发芽温度（表3-3）。

表3-3 不同温度下太子参种子的发芽情况

发芽温度/℃	开始发芽天数/d	发芽持续天数/d	发芽率/%	发芽势/%	种子霉烂率/%
5	2	15	62.92a	28.75a	2.50a
10	2	12	85.42b	75.83b	3.75b
15	2	13	81.50bf	58.50c	3.75b
20	2	11	41.67d	37.50d	8.33c
25	2	9	18.00e	12.50e	15.00d
5/15	2	11	79.17f	47.08f	3.33b
10/20	2	13	65.42g	34.38ad	5.42e

（5）不同发芽温度对太子参幼苗的影响：不同发芽温度对太子参苗生长有较大的影响。10℃恒温无光照下的幼苗株高和鲜重最大，分别为3.61cm、0.1044g，显著高于其他发芽温度组；5/15℃变温33%光照条件下幼苗干重最大，为0.0153g，不同恒温无光照组之间的太子参幼苗干重无显著差异，但均明显低于变温有光照条件下的幼苗干重。不正常苗率10℃恒温无光照下最小，为5.36%，显著低于其他条件下的不正常苗率。变温光照下生长的幼苗子叶色绿、肥大，种根、胚轴几乎不伸长；恒温无光下生长的幼苗子叶色淡黄、较小，种根、胚轴长而纤细。综合分析，10℃恒温无光照太子参幼苗生长快，正常幼苗比例高，为太子参幼苗生长的最佳温度（表3-4）。

表3-4　不同温度对太子参幼苗生长的影响

发芽温度/℃	株高/cm	鲜重/g	干重/g	不正常苗比例/%
5	1.52a	0.0578ad	0.0110a	7.28a
10	3.61b	0.1044b	0.0117ac	5.36a
15	3.07c	0.0891c	0.0121ac	12.26b
20	3.09c	0.0917c	0.0112a	24.00c
25	—	—	—	27.78d
5/15	1.43a	0.0540a	0.0153b	15.78e
10/20	2.02d	0.0599d	0.0129c	18.47f

注："—"表示发芽并成活的正常幼苗不足40株，未获得测量数据。

（6）不同发芽床对太子参幼苗的影响：不同发芽床对太子参幼苗生长影响差异不大。砂上发芽的株高、鲜重和干重均达最大值，分别为4.74cm、0.1372g、0.0132g，不正常苗率最小，为6.00%。通过观察，纸间和纸上发芽床幼苗为平铺于发芽床上生长，砂上和纱布上发芽床幼苗直立生长。综合分析认为，砂上发芽床有利于太子参幼苗的生长（表3-5）。

表3-5　不同发芽床对太子参幼苗的影响

发芽床	株高/cm	10株鲜重/g	10株干重/g	不正常苗比例/%
纱布上	3.07a	0.0891a	0.0121a	12.26a
纸上	2.73a	0.0826a	0.0125a	9.31ab
纸间	2.70a	0.0822a	0.0122a	14.28a
砂上	4.74b	0.1372b	0.0132a	6.00b

　　（7）不同赤霉素浓度处理种子发芽势和发芽率的动态变化：不同浓度赤霉素组层积后发芽率和发芽势均高于对照组。实验组层积5天后，即有部分种子打破休眠开始发芽，发芽率和发芽势随层积时间的增加而增高；而对照组层积至20天，部分种子才打破休眠开始发芽。赤霉素100～500mg/L的5个处理组表现为：随浓度增加，发芽率和发芽势有所升高；700～1000mg/L的4个处理组表现为：随浓度增加，发芽率和发芽势反而降低。当600mg/L的赤霉素处理种子24小时，层积至45天，发芽率达85.17%，发芽势达58.43%，发芽率基本达到种子生活力的87%（图3-4）。

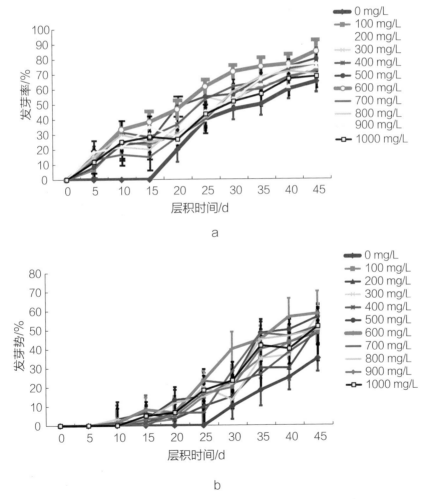

图3-4　不同浓度赤霉素处理层积后太子参种子发芽率（a）和发芽势（b）变化趋势

（8）不同赤霉素浓度处理种子层积45天的发芽情况：结果显示，赤霉素处理组种子发芽率和发芽势多数显著高于对照组。不同浓度处理组之间初始发芽天数、持续发芽天数和发芽势无差异，而发芽率有较大的差异。其中以600mg/L处理组的发芽率和发芽势最高，分别为85.17%和58.43%；500mg/L和600mg/L处理组发芽率显著高于其他处理组和对照组；而700mg/L、800mg/L、1000mg/L处理组与对照组发芽率无显著差异，但均显著低于低浓度处理组。综合比较认为，赤霉素浸种选择500～600mg/L的浓度为宜（表3-6）。

表3-6   不同赤霉素浓度处理太子参种子的发芽情况

赤霉素浓度/mg·L⁻¹	初始发芽天数/d	持续天数/d	发芽率/%	发芽势/%
0	3	12	65.01 ± 3.27a	35.83 ± 6.97a
100	2	10	73.36 ± 6.97bd	50.08 ± 5.89b
200	2	11	75.00 ± 3.73be	51.60 ± 7.68b
300	2	12	76.67 ± 6.36be	56.67 ± 6.07b
400	2	12	67.68 ± 3.52be	48.33 ± 14.91b
500	2	9	80.42 ± 4.56bc	56.76 ± 6.39b
600	2	11	85.17 ± 6.16c	58.43 ± 11.78b
700	2	12	71.67 ± 7.46ade	51.73 ± 9.13b
800	2	11	70.12 ± 9.40ade	50.00 ± 8.33b
900	2	11	76.67 ± 10.07be	48.34 ± 6.06b
1000	2	12	68.33 ± 3.33ad	51.69 ± 9.72b

（9）不同赤霉素浸种时间处理种子层积过程发芽势和发芽率的动态变化：600mg/L赤霉素处理种子，层积5天后，部分种子打破休眠开始发芽，发芽率和发芽势随层积时间的增加而增高；对照组层积至20天，部分种子打破休眠开始发芽。在层积15天后，600mg/L赤霉素浸种6h组的发芽率和发芽势高于其他浸种时间组；且该组层积40天后发芽率可达84.17%，发芽势达55.83%（图3-5）。

（10）不同赤霉素浸种时间处理层积40天的发芽情况：结果显示，600mg/L赤霉素处理组种子发芽率均显著高于对照组，6～18小时的3个处理组发芽势显著高于对照组，而在初始发芽天数和发芽持续天数上，处理组与对照组无明显

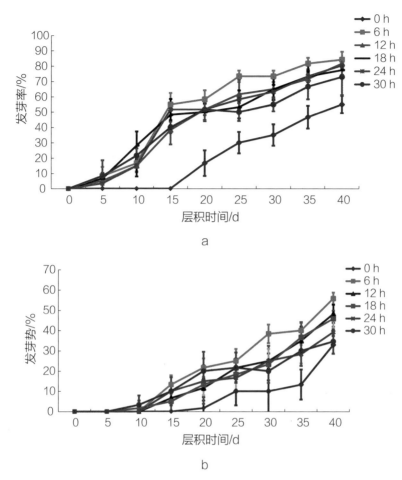

图3-5 不同赤霉素浸种时间处理层积后太子参种子发芽率（a）和发芽势（b）变化

差异。不同浸种时间组之间发芽率无显著差异，浸种6小时发芽势与12小时组无显著差异，但显著高于18～30小时的3个处理组。总体看来，在浸种时间为6小时时，种子发芽率和发芽势达到最高，分别为84.17%和55.83%。故600mg/L赤霉素浸种时间宜选择6～12小时（表3-7）。

表3-7 不同浸种时间下太子参种子的发芽情况

浸种时间/h	初始发芽天数/d	发芽持续天数/d	发芽率/%	发芽势/%
0	3	13	55.00 ± 5.69a	32.92 ± 2.63ad
6	2	12	84.17 ± 5.18b	55.83 ± 5.26b

续表

浸种时间/h	初始发芽天数/d	发芽持续天数/d	发芽率/%	发芽势/%
12	2	11	81.67 ± 1.36b	48.33 ± 5.60bc
18	2	12	77.50 ± 3.19b	45.83 ± 4.65ce
24	2	13	80.42 ± 2.50b	39.17 ± 2.64de
30	3	13	72.92 ± 11.81b	34.58 ± 7.09d

（11）不同赤霉素浓度处理对太子参幼苗生长的影响：10个赤霉素处理浓度对种子发芽后的幼苗生长有较大的影响，处理组株高（4.74～5.03cm）均显著高于对照组（3.58cm），而各赤霉素处理组之间无显著差异；处理组主根长（1.62～1.86cm）均显著高于对照组（1.45cm），而各处理组之间无显著差异；植株鲜重在300～700mg/L的5个处理组显著高于其他浓度处理组及对照组，而这5组之间无显著差异；植株干重在200～900mg/L的8个处理组显著高于其他浓度处理组及对照组，而这8组之间无显著差异。综合分析认为，300～700mg/L赤霉素浓度有利于太子参种子幼苗的生长。见表3-8。

表3-8　不同赤霉素浓度对太子参幼苗生长的影响

赤霉素浓度/mg·L^{-1}	株高/cm	主根长/cm	10株鲜重/g	10株干重/g
0	3.58 ± 0.38a	1.45 ± 0.27a	0.0879 ± 0.009e	0.0134 ± 0.001a
100	4.91 ± 0.64b	1.75 ± 0.22b	0.1294 ± 0.006bd	0.0150 ± 0.001ac
200	4.87 ± 0.82b	1.80 ± 0.35b	0.1391 ± 0.009ad	0.0153 ± 0.001cd
300	4.74 ± 0.97b	1.83 ± 0.43b	0.1470 ± 0.008ac	0.0154 ± 0.001cd
400	4.77 ± 0.82b	1.83 ± 0.49b	0.1468 ± 0.003ac	0.0163 ± 0.001c
500	4.91 ± 1.19b	1.80 ± 0.39b	0.1558 ± 0.005c	0.0164 ± 0.001c
600	4.97 ± 0.82b	1.86 ± 0.34b	0.1565 ± 0.007c	0.0163 ± 0.001c
700	5.03 ± 0.93b	1.79 ± 0.34b	0.1563 ± 0.005c	0.0167 ± 0.001bc
800	4.88 ± 0.77b	1.67 ± 0.32b	0.1354 ± 0.007bd	0.0161 ± 0.001bc
900	4.78 ± 1.02b	1.73 ± 0.18b	0.1378 ± 0.005ad	0.0151 ± 0.002cd
1000	4.58 ± 0.88b	1.62 ± 0.36b	0.1077 ± 0.006f	0.0145 ± 0.002ad

（12）不同赤霉素浸种时间对太子参幼苗生长的影响：600mg/L赤霉素的5个浸种时间对种子发芽后的幼苗生长有较大的影响，实验组株高、主根长和植株鲜重均显著高于对照组，浸种6小时和30小时实验组的干重亦显著高于对照组。其中浸种6小时组的株高为最高（5.04cm），显著高于24小时和30小时实验组；实验组的主根长无显著性差异；植株鲜重在浸种6小时组达最高，为0.1775g，显著高于其他赤霉素处理组；植株干重亦在6小时达最高，为0.0131g，显著大于12～24小时的3个处理组。综合分析认为，600mg/L赤霉素浸种6小时有利于太子参种子幼苗的生长。见表3-9。

表3-9　不同浸种时间对太子参幼苗生长的情况

浸种时间/h	株高/cm	主根长/cm	10株鲜重/g	10株干重/g
0	3.38 ± 0.17a	1.42 ± 0.13a	0.1001 ± 0.004a	0.0110 ± 0.001a
6	5.04 ± 0.69b	1.68 ± 0.37bc	0.1775 ± 0.005b	0.0131 ± 0.002b
12	4.89 ± 0.46bc	1.78 ± 0.10b	0.1411 ± 0.006c	0.0115 ± 0.001ac
18	4.92 ± 0.33bc	1.75 ± 0.29b	0.1449 ± 0.011cd	0.0115 ± 0.001ac
24	4.87 ± 0.12c	1.67 ± 0.18bc	0.1513 ± 0.004d	0.0112 ± 0.001ac
30	4.80 ± 0.29c	1.61 ± 0.46c	0.1312 ± 0.005e	0.0120 ± 0.001bc

4. 结论

通过对太子参种子层积胚的形态持续观察，发现种胚的形态并无改变，表明太子参种子不属于形态休眠；吸水实验表明，太子参种子在前12小时吸水迅速，至20小时趋于平衡，26小时达到饱，说明太子参种皮的透水性良好，对种子吸收水分不存在障碍，即太子参种子也不存在机械休眠；因此，可以认为太子参种子主要是生理休眠。

单用赤霉素浸种处理并不能彻底打破太子参种子的生理休眠，而不经赤霉素浸种直接用水浸种24小时再层积的方法也能打破休眠，但需要近2个月的层积来使种子内源性物质增加而解除休眠。赤霉素处理实验所用的种子在0℃下储藏了近4个月，与未储藏种子比较打破休眠的时间提前了十几天，说明干藏状态下太子参种子亦能加速抑制物质的降解，只是抑制物质的降解在干藏状态比湿砂藏层积要慢得多。

太子参种子萌发的最适条件为10℃下砂上培养；生产实践中以-2～3℃砂

藏层积45～50天打破休眠为宜；500～600mg/L的赤霉素浸种6h结合–2～3℃砂藏层积可明显缩短太子参种子打破休眠的时间。

二、太子参种子检验方法研究

1. 实验材料

种子2011年5月采于贵州施秉牛大场太子参种植基地。种子自然晾干，低温储藏备用。

2. 研究方法

用于扦样、净度分析、重量测定、真实性鉴定、水分测定和生活力测定的种子，常温干燥既得；用于发芽试验的种子常温干燥后在–2～3℃砂藏层积65天。

（1）扦样：采用徒手减半法分取初次样品和试验样品。根据太子参种子的市场流通情况和单次可能的交易量，净度分析样品不少于2500粒种子，送检样品为净度分析样品10倍量。

（2）净度分析：扦样得到的种子过10目筛，置净度工作台上，用镊子将净种子与其他植物种子、废种子、果皮和果柄、泥沙和其他杂质分开，分别称重，3次重复。

（3）真实性鉴定：随机取100粒种子，逐粒观察种子形态、颜色及表面特征，测量种子大小，并记录数据，4次重复。

（4）重量测定：采用百粒法、五百粒法和千粒法测定种子重。①百粒法：随机从净种子中数取100粒，称重，8次重复。②五百粒重：随机从净种子中数取500粒，称重，3次重复。③千粒重：随机从净种子中数取1000粒，称重，3次重复。

（5）水分测定：采用低恒温烘干法（105±2）℃和高恒温烘干法（130±2）℃。①低恒温烘干法：种子分为整粒和粉碎处理，前者称取2g整粒种子在（105±2）℃低恒温条件下，每隔1小时取出冷却至室温后称重，总烘干时间为6小时；后者将种子粉碎（50%以上通过四号筛），方法同上，4次重复。②高恒温烘干法：种子分为整粒和粉碎处理，在（130±2）℃高恒温条件下进行烘干测定，方法同①。4次重复。

（6）发芽试验：按本章"一、种子休眠机制与萌发特性分析"研究结果。

（7）生活力测定：选择TTC溶液浓度（0.2%、0.4%、0.6%）、染色时间（20分钟、40分钟、60分钟）、染色温度（30℃、40℃、50℃）、预湿时间（6小时、12小时、24小时）设计4因素3水平正交优化试验。将预湿后的种子沿中轴纵切，放入培养皿中，滴入不同浓度的TTC溶液直至浸没种子，置设定温度的恒温箱中避光染色，每个处理3次重复，每重复30粒种子。

3. 结果与分析

（1）扦样：采用徒手减半法取试样样品，种子净度分析试验所需试样量最少为6.5g，送检样品最少为65g。

（2）净度分析：净度分析3次重复种子的增失差均未偏离原始质量的5%，故该方法和程序切实可行。见表3–10。

表3–10　太子参种子净度分析

NO	净种子/g	废种子/g	果皮和果柄/g	泥沙及其他杂质/g	原样品重/g	分析后样品重/g	净度/%	增失/%
第1份试样	8.776	0.370	0.497	0.368	10.035	10.011	87.66	0.24
第2份试样	8.770	0.210	0.519	0.507	10.026	10.006	87.65	0.20
第3份试样	8.554	0.347	0.684	0.393	10.021	9.978	85.74	0.43

（3）真实性鉴定：太子参种子椭圆形或扁球形，长1.6~3.2mm，宽1.1~2.4mm，厚0.7~1.6mm；种皮革质、密生瘤刺状突起，表面红棕色或黄褐色；种脐位于腹面基部。外胚乳显著，胚弯曲，位于外胚乳的中央，长5.5~5.8mm。种子千粒重为1.982~3.214g。

（4）重量测定：3种方法测定结果表明，五百粒法的变异系数最小（0.918%），百粒法的变异系数最大（3.065%），均未超过允许变异系数（4.0%），而百粒重小于1.0g，不利于实际操作；在实际操作中五百粒法可减少工作量，故以五百粒法作为太子参种子千粒重的测定方法。见表3–11。

表3–11　太子参种子千粒重测定

方法	平均值/g	标准差	变异系数/%	千粒重/g
百粒法	0.2493	0.0076	3.065	2.4930
五百粒法	1.2414	0.0114	0.918	2.4828
千粒法	2.5181	0.0277	1.098	2.5181

（5）水分测定：相同烘干时间种子整粒（105±2）℃所测的水分明显低于其他3种处理方法，而种子粉碎（130±2）℃测的水分显著高于其他处理方法；种子粉碎（130±2）℃烘干5h后含水量不发生显著变化。因此，将种子粉碎，（130±2）℃烘干5h作为测定太子参种子含水量的方法。见表3-12。

表3-12   太子参种子水分测定

烘干时间/h	低恒温（整粒种子）/%	高恒温（整粒种子）/%	低恒温（种子粉碎）/%	高恒温（种子粉碎）/%
1	10.15a	12.31a	11.88a	13.34a
2	11.17b	12.85b	12.06b	13.67b
3	11.39c	13.23c	12.14c	14.06c
4	11.57c	13.41d	12.21d	14.22d
5	11.82e	13.56e	12.24ed	14.41e
6	11.85e	13.71f	12.28e	14.47e

注：差异显著分析取α=0.05水平，同一列中不同字母表示存在显著性差异，后面表格一样。

（6）生活力测定：对测定种子生活力的影响因素中，C（染色温度）>B（染色时间）>D（预湿时间）>A（TTC浓度）；其中C（染色温度）对结果有显著性影响，染色温度为40℃时测得的生活力最高，TTC浓度、浸种时间、染色时间对生活力测量无显著性影响，考虑到TTC的价格较高，浸种24小时种子吸水有些过度，部分组织有些腐软等因素，选定四唑染色法测定种子生活力最佳条件为$A_1B_3C_2D_2$，即TTC浓度为0.2%，染色时间60分钟，染色温度为40℃，浸种时间为12小时。见表3-13、表3-14，图3-6。

表3-13   TTC法测定太子参种子生活力的正交试验结果

NO	A	B	C	D	测得生活力/%
1	1	1	1	1	31.67
2	1	2	2	2	88.33
3	1	3	3	3	73.33
4	2	1	2	3	76.67

续表

NO	A	B	C	D	测得生活力/%
5	2	2	3	1	75.00
6	2	3	1	2	70.00
7	3	1	3	2	73.33
8	3	2	1	3	51.67
9	3	3	2	1	86.67

表3-14　TTC法测定太子参种子生活力的方差分析

方差来源	离差平方和	自由度	方差	显著性
A	137.72	2	68.86	
B	407.96	2	203.98	
C	1693.00	2	846.50	$P=0.034<0.05$
D	270.80	2	135.40	
E误差	22.51	3	7.50	

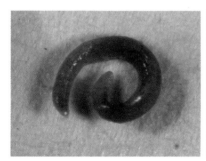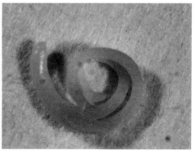

图3-6　太子参种子生活力测定（红色的为有生活力种子，白色的为无生活力种子）

4. 结论

对太子参的扦样、净度分析、真实性鉴定、千粒重、含水量、生活力及发芽率等方面进行研究，确定了太子参种子质量检验方法，见表3-15。

表3-15　太子参种子品质检验方法

项目	检验方法
扦样	送检样品最少65g，试验样品最少6.5g
净度分析	过10目筛后进行净度分析
真实性鉴定	外观形态鉴定和种子大小测量
重量测定	五百粒法测定千粒重
水分测定	粉碎（50%以上能过四号筛）高恒温（130±2）℃，烘干时间5小时
发芽试验	发芽前-2~3℃砂藏层积65天解除休眠，以砂床为发芽床，10℃无光培养，计数时间为2~15天
生活力测定	30℃蒸馏水浸种12小时，胚纵切，于0.2%TTC溶液中40℃避光浸染1小时

三、太子参种子分级标准研究

1. 实验材料

采自贵州、安徽、江苏、福建、山东等22个县市的栽培太子参种子53份。种子自然晾干，低温干燥储藏。见表3-16。

表3-16　53份太子参种子采集信息

编号	采样地	采集时间	编号	采样地	采集时间
1	贵州省施秉县1	2011-05	9	贵州省贵阳市花溪区1	2011-05
2	贵州省施秉县2	2011-05	10	贵州省贵阳市花溪区2	2011-05
3	贵州省施秉县3	2011-05	11	贵州省黄平县1	2011-05
4	贵州省施秉县4	2011-05	12	贵州省黄平县2	2011-05
5	贵州省施秉县5	2011-06	13	贵州省瓮安县1	2011-05
6	贵州省六枝特区1	2011-06	14	贵州省瓮安县2	2011-05
7	贵州省六枝特区2	2011-06	15	贵州省瓮安县3	2011-05
8	贵州省六枝特区3	2011-06	16	贵州省丹寨县1	2011-05

续表

编号	采样地	采集时间	编号	采样地	采集时间
17	贵州省丹寨县2	2011–05	36	江苏省句容市6	2012–06
18	贵州省黔西县1	2011–05	37	江苏省镇江市丹徒区1	2012–06
19	贵州省黔西县2	2011–05	38	江苏省镇江市丹徒区2	2012–06
20	贵州省玉屏县1	2011–06	39	江苏省溧阳市1	2012–06
21	贵州省玉屏县2	2011–06	40	江苏省溧阳市2	2012–06
22	贵州省玉屏县3	2011–06	41	安徽省舒城县1	2012–06
23	贵州省镇远县1	2011–05	42	安徽省舒城县2	2012–06
24	贵州省镇远县2	2011–05	43	安徽省舒城县3	2012–06
25	贵州省余庆县	2011–06	44	安徽省霍山县1	2012–06
26	安徽省宣城市宣州区1	2011–06	45	安徽省霍山县2	2012–06
27	安徽省宣城市宣州区2	2011–06	46	安徽省六安市裕安区	2012–06
28	安徽省宣城市宣州区3	2011–06	47	福建省柘荣县1	2012–06
29	安徽省宣城市宣州区4	2011–06	48	福建省柘荣县2	2012–06
30	安徽省宣城市宣州区5	2011–06	49	山东省临沭县1	2012–07
31	江苏省句容市1	2012–06	50	山东省临沭县2	2012–07
32	江苏省句容市2	2012–06	51	山东省沂南县	2012–07
33	江苏省句容市3	2012–06	52	山东省临沂市河东区	2012–07
34	江苏省句容市4	2012–06	53	山东省临沂市罗庄区	2012–07
35	江苏省句容市5	2012–06			

2. 研究方法

根据本章"二、种子检验方法研究"结论，测定53份种子的净度、含水量、千粒重和发芽率。

3. 结果与分析

太子参种子检验结果见表3–17。

表3-17 太子参种子质量检测结果

NO	净度/%	含水量/%	千粒重/g	发芽率/%	NO	净度/%	含水量/%	千粒重/g	发芽率/%
1	94.27	15.82	2.201	92.08	28	83.36	13.90	2.115	89.17
2	87.68	13.31	2.483	77.92	29	89.11	15.28	2.493	77.50
3	82.99	13.90	2.440	65.83	30	88.31	14.03	3.214	76.67
4	84.93	12.37	2.606	90.00	31	89.21	14.40	2.495	90.42
5	75.89	13.49	2.484	50.42	32	91.08	13.21	2.064	88.33
6	84.50	16.31	2.253	31.67	33	94.43	16.41	3.012	89.17
7	85.49	14.33	2.290	8.75	34	88.26	14.07	2.286	83.33
8	83.58	16.37	1.982	45.00	35	89.97	14.32	2.438	94.58
9	90.47	15.12	2.819	90.42	36	91.21	14.89	2.346	82.50
10	83.27	14.12	2.637	87.92	37	81.04	14.22	2.947	93.33
11	87.44	13.56	2.176	93.33	38	77.43	15.74	2.644	84.17
12	81.39	14.51	2.294	87.08	39	83.26	16.03	3.007	87.75
13	94.28	13.48	2.396	80.83	40	80.12	15.83	2.440	78.33
14	90.29	14.69	2.236	76.67	41	86.11	14.45	3.113	85.42
15	87.32	14.88	2.518	77.91	42	80.12	12.25	2.598	88.34
16	86.22	15.02	2.406	80.00	43	79.14	14.49	2.746	82.92
17	84.38	13.87	2.496	73.33	44	82.33	14.11	2.868	87.08
18	83.12	14.44	2.034	70.40	45	87.44	13.41	2.126	78.75
19	87.33	14.41	2.747	82.91	46	83.01	14.51	2.828	81.67
20	89.12	13.79	3.027	88.75	47	89.23	13.86	2.698	77.92
21	83.89	15.82	2.520	70.00	48	83.48	16.32	2.284	80.42
22	86.43	13.96	2.528	87.92	49	63.26	12.87	2.378	52.92
23	81.49	14.36	2.630	87.08	50	71.59	12.23	2.529	60.83
24	78.73	14.59	2.847	92.08	51	68.27	13.82	2.440	52.50
25	74.26	15.08	2.506	67.92	52	54.33	13.44	2.246	72.50
26	95.11	13.75	2.591	90.00	53	72.52	13.07	2.189	44.58
27	90.80	15.17	2.795	85.83					

根据系统聚类的类平均法原理，采用DPS分析软件中的K-均值聚类对检验结果进行分析，最终类中心值见表3-18。

表3-18 K类中心聚类的最终类中心值

级别	发芽率/%	含水量/%	千粒重/g	净度/%
I	85.48	13.06	2.586	86.69
II	69.89	14.27	2.401	76.84
III	40.83	15.79	2.288	76.22

4. 结论

结合太子参生产实践、种子检验工作的可操作性，选择以种子发芽率、含水量、千粒重和净度4项指标的聚类中心为参考值，初步制定了太子参种子质量分级标准，见表3-19。该分级方法采用最低定级原则，即任何一项指标不符合规定都不能作为相应等级的合格种子。I级和II级种子为质量较好的种子，满足太子参种子生产和种植用种的基本要求，III级以下为不合格种子。

表3-19 太子参种子质量分级标准

级别	发芽率/%	千粒重/g	净度/%	含水量/%
一级	≥85	≥2.65	≥85	
二级	≥70	≥2.45	≥80	≤15
三级	≥60	≥2.30	≥75	

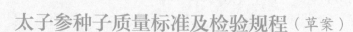

太子参种子质量标准及检验规程（草案）

1. 范围

本标准规定了太子参种子的术语和定义、质量要求、检验方法、判定规则、采集、包装、标识、贮存。

本标准适用于中华人民共和国境内太子参种子生产、销售、管理和使用。

2. 规范性引用文件

下列文件中的条款通过本标准的引用而成为本标准的条款。凡是注日期的引用文件，其随后所有的修改单（不包括勘误的内容）或修订版均不适用于本标准，然而，鼓励根据本标准达成协议的各方研究是否可使用这些文件的最新版本。凡是不注日期的引用文件，其最新版本适用于本标准。

GB/T 2930.1 ~ 2930.9–2001 牧草种子检验规程

DB34/T 142–1997 农作物种子标签

《中华人民共和国药典》一部

3. 术语和定义

3.1 太子参种子

为石竹科植物孩儿参*Pesudostellaria heterophylla*（Miq.）Paxex Paxet Hoffm. 的干燥成熟种子。

3.2 千粒重

指自然干燥状态下（含水率≤15%）1000粒种子重量。

3.3 生活力

种子发芽的潜在能力和种胚所具有的生命力。四唑染色法测定有生活力种子包括胚全部染色、子叶侧边或远胚根一端≤1/3不染色其余部分全染色的种子。

3.4　正常幼苗

在适宜条件下能生长发育成为正常植株的幼苗。包括胚根和子叶匀称完整的幼苗、子叶前端或边缘缺损≤1/3的幼苗、初生根局部损伤或胚轴轻度裂痕的幼苗、外源真菌或细菌感染引起幼苗发病和轻微腐烂的幼苗。

4. 质量要求

4.1　感官要求

种子椭圆形或扁球形，种皮革质、密生瘤刺状突起，种脐位于腹面基部；表面红棕色或黄褐色；长1.60～3.20mm，宽1.10～2.35mm，厚0.70～1.60mm。

4.2　质量分级

以种子发芽率、含水量、千粒重、净度等为质量分级指标将太子参种子质量分为一级、二级、三级。质量分级见下表。

质量分级

级别	发芽率/%	千粒重/g	净度/%	含水量/%
一级	≥85	≥2.65	≥85	
二级	≥70	≥2.45	≥80	≤15
三级	≥60	≥2.30	≥75	

5. 检验方法

5.1　真实性鉴定

采用形态鉴定法。随机从送检样品中数取100粒种子，4次重复，逐粒观察种子形态、颜色等表面特征，并测量种子长、宽、厚。

5.2　扦样

种子批的最大重量和样品最小重量见下表。

种子批的最大重量和样品最小重量

种子批的最大重量/kg	样品最低重量/g	
	送检样品	净度分析试验样品
1000	100	10

5.3 净度分析

用10目筛除去大型混杂物。将试验样品分成净种子、其他植物种子、废种子、果皮及果柄、泥沙和其他杂质，测定各成分重量，单位以克（g）表示，保留3位小数。计算各组分重量的百分率（%）。

5.4 千粒重测定

采用五百粒法测定，方法与步骤具体如下：

将种子充分混合均匀，从中随机取出种子500粒，2次重复；将2次重复分别称重（g），保留4位小数。按以下公式计算结果：

$$平均重量(\overline{X}) = \frac{\sum X}{n}$$

式中：$\overline{X}$—500粒种子的平均重量

X—各重复重量

n—重复次数

种子千粒重（g）=五百粒重（$\overline{X}$）×2

5.5 发芽试验

5.5.1 解除休眠　发芽前低温砂藏层积解除休眠。方法与步骤如下：

河砂洗净，过10目筛，高压灭菌；取净种子适量，室温浸种24小时；将种子置于湿润河砂中，−2～3℃砂藏层积50天，期间保持砂子湿润。

5.5.2 发芽　取解除休眠的种子100粒，4次重复；将灭菌后的湿润砂子置于玻璃培养皿（直径12.5cm）中，厚度0.5cm；取种子均匀排放在砂床上，每个培养皿放10粒种子，置于培养箱中，10℃无光培养；每日观察，保持砂床湿润，挑出霉烂种子，记录第2～15天的种子发芽数与霉烂种子数，鉴别正常幼苗与不正常幼苗，计算发芽率（%）。

5.6　水分测定

采用高恒温烘干法测定，方法与步骤如下：

用匙将样品搅拌混匀，取样品适量至粉碎机中进行粗磨，使50%以上的磨碎成分通过0.5mm筛孔；取粉碎样品2g，2次重复，放入预先烘干的干燥瓶（25mm×40mm）内，称重，保留3位小数；将烘箱预热至140~145℃，打开烘箱门5~10分钟后，将干燥瓶放入烘箱上层，箱温保持130~133℃时，开始计时，烘5小时；在箱内将干燥瓶盖好盖后取出，迅速放入干燥器内冷却至室温，称重，保留3位小数；计算种子烘干后失去的重量占供检样品原重量的百分率，即为种子含水量（%）。

5.7　生活力测定

采用四唑染色法测定，方法与步骤具体如下：

随机数取净种子100粒，4次重复，另取100粒种子作为对照组；将种子置于30℃的蒸馏水中浸泡12小时，对照组放入100℃沸水中煮10分钟，冷却；分别取出种子，沿种子种脊线将其对半纵切（两部分均含胚）；将切开的种子（切面朝下）置于0.2%浓度的四唑溶液中，于40℃恒温箱内避光染色1小时；1小时后取出种子胚，迅速用自来水冲洗，至洗出的溶液为无色为止；根据种子染色情况，记录有生活力及无生活力种子数量，并计算生活力（%）。

6. 判定规则

本标准规定的指标作为检验依据，若其中任一项要求达不到感官要求，或三级以下定为等外种子。

6.1　单项指标定级

根据发芽率、净度、含水量、千粒重进行单项指标的定级，三级以下定为等外种子。

6.2　综合定级

根据发芽率、净度、含水量、千粒重四项指标进行综合定级。四项指标均同一质量级别时，直接定级；四项指标有一项在三级以下，定为等外种子；四项指标不在同一质量级别时，采用最低定级原则，即以四项指标中最低一级指标进行定级。

7. 采集、包装、标识、贮存

7.1 采集

蒴果果皮略开裂时，采收果实，果实存放在20～25℃通风处自然阴干，果皮开裂后，去除果皮、果柄等杂物。

7.2 包装

种子视量多少可用编织袋、布袋、篓筐等符合卫生要求的包装材料包装。

7.3 标识

销售的袋装种子应当附有标签。每批种子应挂有标签，表明种子的产地、重量、净度、发芽率、含水量、质量等级、生产日期、生产者或经营者名称、地址等。

7.4 贮存

种子应在干燥、低温条件下保存。常温下贮存期不宜超过1年。

第四章

太子参种根质量标准研究

种苗分级对中药种植具现实意义，研究表明甘草、党参、当归等药材的产量、质量与种苗等级息息相关。太子参生产上以块根作为种根，药农种植以块根大小对种根进行初步分级，分级后的种根生长情况如何，所产药材产量、质量是否与分级指标密切相关。鉴于此，本研究以太子参种根的直径、重量为分级指标，通过K值聚类分析，将太子参种根分为一级、二级、三级，以未分级种根为对照，进行大田试种；测量农艺性状、产量、多糖、总皂苷、太子参环肽B及浸出物含量等指标，对不同等级种根所产药材的产量、质量进行比较分析，为太子参种根质量标准的制定提供依据。

1. 实验材料

（1）实验材料：太子参种根由黄平县野洞河药材种植专业合作社提供，共200份。

（2）仪器与试剂：高效液相色谱仪（LC-20AD日本岛津），电子分析天平（EL104梅特勒-托利多仪器有限公司），超声波清洗器（SK8210HP上海科导超声仪器有限公司），电热鼓风干燥箱（101-1AB天津市泰斯特仪器有限公司），紫外分光光度计（GBC Cintra 20澳大利亚照生公司）。

D-无水葡萄糖对照（中国食品药品检定研究院，批号110833-201205），人参皂苷Rb_1（中国食品药品鉴定研究院，批号110704-201424），太子参环肽B对照品（中国科学院昆明植物研究所植物化学开放实验室谭宁华研究员提供，纯度＞95%）；浓硫酸、苯酚、乙醇、香草醛、冰醋酸均为分析纯，高氯酸为优级纯。

2. 研究方法

（1）种根分级：实地调研发现，参体粗壮、重量大的种根，种植后得到的药材亦饱满，品相好。前期研究表明，太子参块根可以直径、重量作为性状评价指标。研究取太子参种根200份，测取单个种根的重量、直径，使用SPSS软

件，对数据进行聚类分析（K值聚类），将种根分为3个等级。带芽率、健根率
是评价种根能否正常生长发育的重要指标。于分级后各级种根中随机取200份
样本，测取各级种根的带芽率、健根率。见表4-1。

表4-1   太子参种根分级

分级指标	一级	二级	三级
种根直径/mm	>6.0	5.0 ~ 6.0	3.5 ~ 5.0
种根重/g	>0.95	0.75 ~ 0.95	0.50 ~ 0.75
带芽率/%	95.0	90.0	93.0
健根率/%	89.0	88.5	90.0

注：带芽率指带芽头的种根在定量样品中的百分率；健根率指无病虫害、无损伤、无腐烂、有生活力
的种根在定量样品中的百分率。

（2）试验地点：试验地位于太子参主产区之一的贵州省黄平县野洞河镇万丈
村（N26°55′5″，E107°49′45″）。试验区海拔1300m，土壤类型为黄壤，pH6.2，属
亚热带季风气候，年均降雨量1310mm，年均气温15.1℃，年日照数1104小时。

（3）试验设计：根据划分的种根等级，将同批w太子参种根分为3级，
以未分级种根为对照，每个等级种3个小区，共12个试种小区，每个小区种
植面积为（8×0.8）m²。试验小区采用交叉布局，彼此间隔0.2m，试验面积
约100m²。试验地周围设1m宽的保护隔离。2016年11月上旬播种，覆土厚度
6 ~ 8cm，用种量30 ~ 35kg/亩。田间管理同大田一致。

（4）幼苗外观性状观察：2017年3月8日，观察和测定太子参幼苗的主要农艺
性状，包括株高、叶片数、叶长、叶宽、地上部分鲜重、地下部分鲜重、地上部
分干重、地下部分干重共8个农艺性状。每个小区随机测10个单株，共测120株。

（5）药材产量测定：2017年9月，于各小区随机取5个样本点，每个样本点
面积为（20×20）cm²。共获60份样品，分别洗净，60℃烘干，称取重量（精
确至0.01g），计算各小区药材产量。产量计算公式：

$$S = 5 \times m \times 667 \times a$$

式中S为产量（kg/亩），m为5个样本点药材重量之和，换算因子a =有
效种植面积/（有效种植面积+操作间隔面积）=（8×0.8）m²/ [（8×0.8）+
（0.8×0.2+1×0.2）] m²=0.78。

（6）药材外观性状及有效成分含量测定：从60份样品中分别随机取15个块

根，按文献方法测量外观性状。按课题组优选的条件分别测定粗多糖、总皂苷、太子参环肽B的含量；按《中国药典》2015版四部水溶性浸出物测定法（通则2201）项下冷浸法，测定浸出物含量。

3. 结果与分析

（1）分级种根与幼苗生长情况的关系：各级幼苗株高、叶片数、叶长、叶宽、地上部分鲜重、地下部分鲜重、地上部分干重、地下部分干重，均为一级＞二级＞三级。多重比较显示，相邻等级间农艺性状差异较小，一级与二级比较，仅叶长、地下部分鲜重差异显著，二级与三级比较，仅叶长、叶宽差异显著；相隔等级间农艺性状差异较大，一级与三级比较，叶长、叶宽、地上部分鲜重、地下部分鲜重、地上部分干重、地下部分干重均存在显著性差异。从农艺形状上分析，幼苗的长势，一级好于二级，二级好于三级。见表4-2。

表4-2　太子参各级幼苗外观性状（x±s，n=30）

种根等级	一级	二级	三级	未分级
株高/cm	5.00 ± 1.41	4.70 ± 1.36	4.43 ± 1.03	4.79 ± 1.26
叶片数	15.50 ± 6.80	14.40 ± 6.40	13.90 ± 6.10	14.00 ± 6.70
叶长/cm	3.34 ± 1.00	3.14 ± 0.98	2.92 ± 1.04	2.89 ± 0.93
叶宽/cm	1.35 ± 0.55	1.23 ± 0.55	1.12 ± 0.88	1.07 ± 0.45
地上部分鲜重/g	1.14 ± 0.92	0.90 ± 0.67	0.62 ± 0.57	0.77 ± 0.52
地下部分鲜重/g	0.78 ± 0.35	0.62 ± 0.26	0.49 ± 0.19	0.62 ± 0.34
地上部分干重/g	0.15 ± 0.12	0.13 ± 0.08	0.10 ± 0.07b	0.11 ± 0.11
地下部分干重/g	0.15 ± 0.07	0.12 ± 0.05	0.10 ± 0.04b	0.13 ± 0.07

注：在同一指标中不同小写字母表示在0.05水平上差异显著。

（2）分级种根与药材性状和产量的关系：各级种根所产药材的单个块根重在0.246～0.276g之间，二级＞一级＞未分级＞三级；多重比较显示一级、二级、未分级间差异不显著，一级、二级、未分级显著均显著高于三级；药材块根直径在3.94～4.07mm之间，一级＞二级＞未分级＞三级；多重比较显示，各级间仅一级显著高于三级。见表4-3。由此可见，种根越重、直径越粗，其药材越饱满，品相越好。

同时，产量决定药农、企业的收入，是评价种根等级优劣的主要指标。3个等级种根的药材产量在220～250kg/亩之间。多重比较显示，各级种根的药材产量差异不显著。大田试验按照基地实际生产操作规程进行，用种量为30～35kg/亩，实际播种种根数为一级＜二级＜三级；由此可见，种根越好，用量越少，单株药材产量越高。见图4-1。

表4-3   太子参各级种根产药材外观性状（x±s，n=225）

种根等级	一级	二级	三级	未分级
单个块根重/g	0.275 ± 0.128	0.276 ± 0.116	0.246 ± 0.109	0.272 ± 0.109
直径/mm	4.070 ± 0.810	3.980 ± 0.770	3.940 ± 0.760	3.970 ± 0.860

注：在同一指标中不同小写字母表示在0.05水平上差异显著。

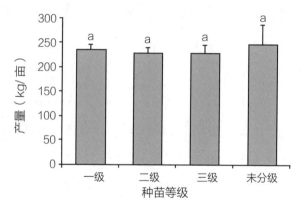

图4-1   各级种根的药材产量（x±s，n=3）
注：不同小写字母表示在0.05水平上差异显著。

（3）分种根级与药材质量的关系：各级种根所产药材的质量评价指标含量见表4-4。①分级种根与药材粗多糖含量的关系：各级种根所产药材的粗多糖含量在13.59%～19.00%之间，二级＞一级＞未分级＞三级。多重比较显示一级、二级间差异不显著，而三级显著低于其他各级，未分级显著低于二级。从粗多糖含量来看，一级、二级显著高于三级。②分级种根与药材总皂苷含量的关系：各级种根所产药材的总皂苷含量在0.73%～0.78%之间，二级＞未分级＞一级＞三级。多重比较显示各级之间差异不显著。从总皂苷含量来看，各级种根无明显差异。③分级种根与药材太子参环肽B含量的关系：各级种根所产药材的太子参环肽B含量在0.0160%～0.0183%之间，二级＞一级＞三级＞未分级。多重比较显示，各级间仅二级显著高于未分级。从太子参环肽B含量来看，二级显著高于未分级，一级、二级、三级间没有显著差异。④分级种根与药材浸出物含量的关系：浸出物含量可整体评价药材主要成分积累的水平，在一定程度上可反映太子参药材的质量，《中国药典》2015年版规定，太子参水溶性浸出物含量不得少于25%。本研究的不同等级种根所产药材的浸出物含量在35.65%～37.15%之间，均符合《中国药典》规定。多重比较显示各级之间差异不显著。从浸出物含量来看，各级种根无明显差异。

表4-4　太子参各级种根药材质量评价指标含量数据（x±s，n=15）

等级	粗多糖含量/%	总皂苷含量/%	太子参环肽B含量/%	浸出物含量/%
一级	16.92 ± 3.62	0.7788 ± 0.1057	0.0180 ± 0.0036	35.64 ± 2.47
二级	19.00 ± 4.27	0.7855 ± 0.0904	0.0183 ± 0.0027	35.90 ± 2.06
三级	13.59 ± 2.56	0.7300 ± 0.0654	0.0173 ± 0.0026	35.68 ± 1.79
未分级	16.14 ± 2.58	0.7796 ± 0.0917	0.0160 ± 0.0034	37.15 ± 2.03

注：在同一指标中不同小写字母表示在0.05水平上差异显著。

（4）分级种根与药材产量及质量的综合分析：太子参种根等级的评价，还需要综合分析分级种根所产药材的品质情况。从变异系数上看，二级种根所产药材的产量、单个块根重、粗多糖含量、太子参环肽B含量差异最小，三级所产药材的总皂苷含量、浸出物含量差异最小；一级种根所产药材的粗多糖含量、总皂苷含量、浸出物含量的差异最大，未分级种根所产药材的产量、单个块根重、块根直径、太子参环肽B含量差异最大。从各指标变异系数来看，二级种根所产药材的产量、质量差异小于其他等级。见表4-5。

表4-5　太子参各级种根药材产量及质量评价指标的变异系数

种根等级	一级	二级	三级	未分级
产量/%	5.13	4.74	8.72	16.43
单个块根重/%	46.52	42.57	45.07	49.89
块根直径/%	19.92	19.29	19.22	21.78
粗多糖含量/%	19.08	12.62	17.7	16.78
总皂苷含量/%	13.57	11.51	8.95	11.76
太子参环肽B含量/%	19.86	14.91	15.18	21.57
浸出物含量/%	6.93	5.75	5.02	5.47

4. 结论

太子参种根一级和二级太子参种根播种后均可获得高产质优的药材，但二级种根所产药材的产量和质量的个体差异均低于一级。同时种根市场调查显示一级种根价格高于二级。因此，从太子参药材产量、质量、成本这三方面考虑，建议太子参种植以二级种根为宜。

结合太子参生产实践、种根检验工作的可操作性及专家建议，初步制定了太子参种根质量分级标准，见表4-6。该分级方法采用最低定级原则，即任何一项指标不符合规定都不能作为相应等级的合格种根。Ⅰ级和Ⅱ级种根为质量较好的种根，满足太子参生产和种植用种的基本要求。

表4-6　太子参种根质量分级

项目	一级	二级	三级
净度/%	≥95	≥85	≥75
种根直径/mm	≥6.0	≥5.0	≥3.5
100个种根重/g	≥95	≥75	≥50
带芽率/%		>90	

太子参种根质量标准（草案）

1. 范围

本标准规定了用于太子参种根的术语和定义、质量要求、检验方法、判定规则、贮藏、包装、标识。

本标准适用于中华人民共和国境内太子参种根的生产、流通、管理和使用。

2. 规范性引用文件

下列文件中的条款通过本标准的引用而成为本标准的条款。凡是注明日期的引用文件，其随后所有的修改单（不包括勘误的内容）或修订均不适合本标准。然而，鼓励根据本标准达成协议的各方研究是否可使用这些文件的最新版本。凡是不注明日期的引用文件，其最新版本适合本标准。

GB/T 8946-2013 塑料编织袋通用技术要求

《中华人民共和国药典》一部

3. 术语与定义

下列术语和定义适用于本标准。

3.1 太子参种根

石竹科植物孩儿参*Pseudostellaria heterophylla*（Miq.）Paxex Paxet Hoffm. 用作种植的块根。

3.2 带芽率

指带芽头的种根在定量样品中百分率。

3.3　种根长度

从种根的芽头至尾部骤细处的长度。

3.4　种根直径

种根最大部位（最粗部位）直径。

4. 质量要求

4.1　外观形态

种根新鲜，淡黄白或浅土黄色；芽头完整；参体肥大饱满，厚实，大小均匀；无病虫害，无机械损伤，无腐烂。

4.2　质量分级

以净度、种根直径、100个种根重、带芽率等为质量分级指标将太子参种根分为一级、二级、三级。质量等级见下表。

质量分级

项目	一级	二级	三级
净度/%	≥95	≥85	≥75
种根直径/mm	≥6.0	≥5.0	≥3.5
100个种根重/g	≥95	≥75	≥50
带芽率/%		>90	

5. 检验方法

5.1　真实性鉴定

采用形态鉴定法。随机从每批次样品中数取100个块根，四次重复，逐个观察种根形态、颜色等表面特征。

5.2 净度

每个批次随机取约200g作为分析样品，选取种根，称量，精确至0.1g，做三个重复，计算得净度。

5.3 100个种根重

每个批次随机取100个种根称取重量，精确至0.1g，做三个重复，按下式计算得100个种根重。

$$m=（m_1+m_2+m_3）/3$$

式中m为100个种根重；m_1、m_2、m_3分别为每次重复中所取100个种根重量。

5.4 带芽率

每个批次随机取100个种根，测得芽头完好种根数，三个重复，按下式计算得带芽率。

$$p=（n_1/100+n_2/100+n_3/100）/3 \times 100\%$$

式中p为带芽率，保留两位有效数字；n_1、n_2、n_3分别每次重复中芽头完好种根数。

6. 判定规则

本标准规定的指标作为检验依据，若其中任一项要求达不到外观形态，或三级以下定为等外种根。

6.1 单项指标定级

根据净度、种根直径、100个种根重、带芽率进行单项指标的定级，有一项在三级以下定为等外种根。

6.2 综合定级

根据净度、种根直径、100个种根重、带芽率四项指标进行综合定级。四项指标均同一质量级别时，直接定级；四项指标不在同一质量级别时，采用最低定级原则，即以最低一级指标进行定级。

7. 贮藏、包装、标识

7.1 贮藏

在起参时细土不必全部抖落，放在0~5℃冷库中保存，待种植用。

7.2 包装

检验合格的种根用透气的编织袋包装

7.3 标识

将包装好的袋子贴上标签。注明产地、时间、等级。

太子参种根繁育技术规范（草案）

1. 范围

本标准规定了太子参种根繁育技术的术语、定义、产地环境、选地、整地、播种、田间管理、病虫害防治等技术要求。

本标准适用于中华人民共和国境内太子参种根繁育。

2. 规范性引用文件

下列文件中的条款通过本标准的引用而成为本标准的条款。凡是注日期的引用文件，其随后所有的修改单（不包括勘误的内容）或修订版均不适用于本标准，然而，鼓励根据本标准达成协议的各方研究是否可使用这些文件的最新版本。凡是不注日期的引用文件，其最新版本适用于本标准。

GB 3095-2012 环境空气质量标准

GB 5084-2005 农田灌溉水质量标准

GB 15618-2018 土壤环境质量 农用地土壤污染风险管控标准（试行）

GB/T 8321 农药合理使用准则1-7

3. 术语和定义

3.1 太子参种根

石竹科孩儿参属植物孩儿参*Pesudostellaria heterophylla*（Miq.）Paxex Paxet Hoffm.用作种植的块根。

3.2 繁殖

种植栽培中生产新太子参块根的过程。

4. 繁殖方式

为避免因种源退化所致质量、产量降低的现象，应以种子为繁殖材料，采用有性繁殖。

5. 种植环境

5.1　生态环境要求

5.1.1　海拔　适宜海拔在650～1300m。

5.1.2　温度　生长期最冷月（1月）的月平均气温不低于2℃，最热月（7月）的月平均气温不高于28℃，适宜年平均气温14～16℃，10℃及10℃以上年积温5000～6000℃。

5.1.3　无霜期　无霜期255～294天。

5.1.4　光照　年日照时数1060～1350小时，光能年总辐射率350J/cm²左右。

5.1.5　水分　适宜年平均降雨量1000～1200mm，4～9月占总降雨量的75%。

5.1.6　土壤　以红壤、黄壤、棕壤为主，pH值6.0～7.2，中性偏微酸性砂质壤土或腐殖质壤土，土层疏松肥沃，富含有机质，土层厚度30cm以上。

5.1.7　地形地势　坡度应在10°～25°，向阳坡地或地势较高的平地，通风和排灌条件好。

5.2　环境质量要求

5.2.1　土壤　应符合土壤质量GB 15618二级标准。

5.2.2　灌溉水　应符合农田灌溉水质量GB 5084标准。

5.2.3　空气　应符合空气质量GB 3095二级标准。

6. 选地

选择丘陵坡地或地势较高的平地，以生荒地或与禾本科作物轮作3年以上的地为宜，土壤应为深厚、肥沃、疏松、排水良好的砂质壤土或腐殖质壤土，pH值中性或偏微酸性。忌选连作地，前茬忌烟草。

7. 整地

土壤翻耕25～30cm，每亩施入40%辛硫磷15g；约20d后，耕翻20cm以上，每亩施腐熟过的农家肥或堆肥1500～2000kg，耙细、耙均。栽种前，每亩用复合肥20kg、普钙50kg、硫酸钾15kg混合，撒入土中作种肥。作厢，厢宽70～90cm，厢长依据地块而定，一般不超过10m。坡地宜顺坡开厢，沟深25cm左右，平地沟深25cm以上，厢面作呈龟背状，四周开好排水沟。

8. 种根繁育

8.1　选种

选择母本纯正、生长健壮、无病虫害、生长整齐一致的植株作为选种对象。

8.2　采种

4～5月，采收蒴果果皮略开裂的果实。

8.3　种子干燥

存放在20～25℃通风处，自然阴干，去除果皮。

8.4　种子筛选

选择饱满、大小均匀，千粒重大于2.6g，含水量小于13%，净度大于85%，发芽率大于85%的种子。

8.5　种子保存

保存于0℃左右的种子贮藏箱中；或种子与湿砂混合（砂：种＝3：1）后，存放于通风、阴凉、干燥的室内。

8.6　种子解除休眠

9月下旬至10月上旬播种，让种子在自然条件下越冬解除休眠，或低温（0℃左右）砂藏层积，层积于播种前45～50天进行，过早或过迟均不利于发芽。

8.7 播种

秋播在9月下旬至10月中上旬进行，春播在2月下旬至3月上旬进行。将种子与草木灰拌匀后，距地面约30cm均匀撒于畦面上。撒种量600~1000粒/m²，播种量2.5~3kg/亩，覆土厚0.5~1cm。覆土后盖稻草或其他无草籽的杂草2~3cm厚，浇透水。

8.8 苗床管理

出苗后，揭去盖草，出现2片小叶时，用1%磷酸二氢钾喷施2次，间隔6~7天。3~5月进行间苗。

8.9 起苗

在10月下旬至11月上旬，太子参播种前起苗，挖出块根作为栽培种根。

9. 田间管理

9.1 中耕除草

3月上旬，参苗齐苗后进行浅中耕除草，5月上旬，参苗封行后，停止中耕，坚持除草。

9.2 定苗

4月中旬，参苗封行前拔除病株、弱株。

9.3 追肥

结合中耕除草进行第一次追肥，每亩施钙镁磷肥25kg左右、钾肥10kg左右、高效复合肥20kg左右，肥料均匀撒于厢面，宜在阴天或雨前施肥。4月中下旬进行第二次追肥，每亩施磷酸二氢钾5kg左右，配成0.5%溶液进行叶面喷施，早晚进行。

9.4 排灌水

9.4.1 排水　定期检查沟和厢面，清除沟中积土，保持厢面平整，大雨后及时疏沟排水。

9.4.2　灌水　叶片出现轻度萎蔫时，人工灌溉，以距地面10cm左右的耕作层浇透为宜，早晚进行。

9.5　越夏管理

留种地，春季可套种高秆玉米，或5月上旬套种黄豆。

9.6　种根保存

保存方式有原地保存和冷库保存。

9.6.1　原地保存　将种根保存在留种地，10～11月份栽种时，挖出种根，去掉泥土即可栽种。

9.6.2　冷库保存　6～7月份，挖出块根，泥土不必完全抖取，选取种根，装入麻袋或木框内，每袋或框不超过50kg。存放在0～5℃的冷库中，每半月检查一次，清除霉烂块根，栽种时取出。

第五章

太子参种植技术规范研究

中药材规范化种植要从产地环境、种质选择、栽培方法、病虫害防治及质量控制等过程进行严格监控，开展中药材规范化种植，不仅可以生产安全有效、稳定可控的高品质中药材，而且也是提高药农收入、促进中药种植行业可持续发展的有效方法。市场上太子参商品药材基本上是栽培品。产区有山东临沂、福建柘荣、安徽宣城、江苏句容、贵州施秉等地，不同产地种源选择、产地环境、种植技术等各异，再加上栽培过程中，连作障碍普遍等问题，各地产的太子参产量、品质、安全性等存在一定的差异。目前，虽然各产区传统的种植技术已经在太子参药材种植产业中得到了一定应用，但现有栽培技术差异较大，急需进行系统化、规范化的整理。生产优质、高产、安全的太子参药材，满足国内外市场需求，建立科学合理的太子参规范化种植体系，将成为太子参种植产业发展的重要环节。本研究从生态适应性区划、土壤养分及无机元素分析、种植适宜区划、病虫害防治等方面进行系统的研究和调查，建立了太子参药材规范化、精细化的种植技术。

一、太子参生态适应性区划分析

1. 实验材料

通过对药材标本馆及文献资料的整理，共获得来自19个省区的野生太子参采样点95个。具体样地信息见表5-1。

2. 研究方法

（1）分析方法：本研究主要基于历史上太子参传统道地产区、野生分布区作为调查区域，采用实地调查、药材标本查阅和文献查阅3种方法获取太子参的分布点信息，同时通过数据库查阅获得全国的气候因子、土壤因子和地形因子的27个生态数据信息，采用ArcGIS空间分析软件及Maxent模型进行生态适宜区划，以得到传统野生太子参的适宜分布区，合理指导栽培太子参的生产种植。

（2）数据处理：①最大信息熵模型：Maxent模型（最大信息熵模型）是基于生态位原理建立的在现代研究中常用的生态位模型，是从不完整的已知信息中做出推断或预测，利用物种分布数据和环境图层，探索物种已知分布区的环境特征与研究区域的非随机关系，在满足一定限制条件的情况下，找到最大的概率分布（即最均匀的分布）作为最优分布，用于物种的适生区预测。Maxent模型之所以很适合用来对物种的潜在地理分布进行预测，主要是因为该模型是基于简单的数学基础，且很容易从生态学的角度进行解释；在应用Maxent模型进行预测时，只需要物种的存在坐标而不需要不存在点的坐标，同时只需要很少的物种存在点坐标数据就可以做出较高精度的预测结果；Maxent支持Continuous（连续型）和Categorical（类别型）两种数据类型，且运算性能和运算速度都较高。该模型在生态区划研究领域中应用较为广泛。有学者运用GARP、Maxent、ENFA、Bioclim、Domain这5种生态位模型对全国黄顶菊的潜在分布区进行模拟，结果表明Maxent模型的模拟精度最好。还有学者利用Maxent模型研究了稻水象甲在我国的入侵扩散动态及适生性分析。因此，本研究采用Maxent模型对全国太子参适宜分布区进行预测。②生态因子数据选取：本研究所用生态因子数据库为《中药资源空间信息网格数据库》，由中国中医科学院中药资源中心道地药材国家重点实验室提供。各生态因子的选取主要是依据对太子参药材产量和质量有重要影响的环境因子。③气候因子数据：气候因子数据是根据1950～2000年间的气象观测数据，通过ArcMap软件中Geostatistical Analyst中的Kriging（克里金）插值分析而得（分辨率1km）。包括气温、降水等共16个气候因子。④土壤因子数据：根据第二次全国土地调查提供的《1：100万中华人民共和国土壤图》（1995年编制）制成。采用的土壤分类系统主要为FAO-90。主要包括土壤类型、土壤pH、土壤含沙量、土壤含黏土量、土壤阳离子交换能力、土壤有效含水量等级、有机碳含量。⑤地形因子数据：地形因子数据包括分辨率为1km的高程、坡度、坡向数据。其中，坡向用不同数字代码表示。⑥植被类型：该数据以中科院植物研究所的《中华人民共和国植被图（1：100万）》中的植被亚类数据制成。该数据类型为类别型，用不同的数字代码表示植被类型。

（3）生态因子数据格式转换与模型建立：本研究所使用的模型为Maxent

模型，由于该模型对于数据格式的要求，在数据运算前，首先将度分秒格式的太子参样品分布数据转换为小数点格式，并把样品序号全部替换为太子参的种名，然后将其保存为Maxent模型识别的*. csv格式。其次，将所有的生态因子数据全部保存为*.asc格式，并放入同一个文件夹中。在Maxent模型界面中，左边编辑框中输入太子参样品采样点csv格式文件，右边输入生态因子asc格式文件夹，设置完成后即可进行软件运算。

3. 结果与分析

通过查阅资料获得的太子参采样点经纬度信息，见表5-1。

表5-1　野生太子参分布点的经纬度信息

编号	产地	经度/°	纬度/°
1	重庆南川区金佛山	107.17	29.07
2	浙江温州市雁荡山	121.10	28.37
3	浙江天台县华顶山	121.06	29.26
4	浙江台州市临海市	121.20	28.84
5	浙江磐安县双峰乡	120.46	28.91
6	浙江杭州市临安区天目山	119.40	30.40
7	浙江金华市北山	119.64	29.12
8	浙江建德市前源寿峰山	119.58	29.53
9	四川汶川县三江乡	103.58	31.47
10	四川马尔康市松岗镇	102.11	31.92
11	四川马尔康市磨子沟	102.22	31.90
12	四川理县大郎坝	102.75	30.85
13	四川九寨沟县隆双河乡	104.23	33.27
14	陕西镇坪县上竹乡	109.40	32.95
15	陕西西安市长安区	109.00	34.00
16	陕西西安市鄠邑区	108.61	34.10
17	陕西太白县太白河镇	107.21	33.82
18	陕西眉县太白山平安寺	107.70	33.50

续表

编号	产地	经度/°	纬度/°
19	山东烟台牟平区昆嵛山	122.00	37.00
20	山东威海市荣成市张家山	122.27	36.85
21	山东省济宁市泗水县	117.20	35.50
22	山东荣成市伟德山	122.43	37.27
23	山东日照市五莲县九泉山	119.20	35.74
24	山东日照市巨峰乡韩家梁子山	119.15	35.16
25	山东日照市莒县	118.65	35.5
26	山东青岛市崂山鱼鳞峡	120.42	36.15
27	山东青岛市北宅街道	120.53	36.22
28	山东临沂市临沭县	118.10	34.55
29	青海泽库县麦秀林区	101.80	35.15
30	内蒙古兴和县苏木山林场	113.70	40.50
31	内蒙古阿拉善盟贺兰山	105.65	38.61
32	辽宁蛇岛老铁山	120.98	38.95
33	辽宁盘锦市大洼区	122.00	41.00
34	辽宁大连市旅顺口区老铁山	121.18	38.73
35	辽宁抚顺市清原县红透山镇	124.30	41.85
36	辽宁凤城市凤凰山	124.07	40.45
37	辽宁丹东市镇江山	124.38	40.12
38	辽宁丹东市宽甸县	124.77	40.75
39	辽宁大连市庄河市	122.50	39.60
40	辽宁大连市金州区	121.78	39.05
41	辽宁大连金州区和尚山	121.10	39.05
42	辽宁本溪市桓仁县	125.00	40.50
43	辽宁本溪市桓仁县	125.10	40.95
44	辽宁本溪市本溪县	124.12	41.30

续表

编号	产地	经度/°	纬度/°
45	辽宁鞍山市岫岩县	123.20	40.55
46	辽宁鞍山市千山区中沟	122.97	41.07
47	江西萍乡市武功山	114.17	27.45
48	江西南昌市新建县西山	115.80	28.69
49	江西九江市庐山	119.50	29.50
50	江苏宜兴龙池山	119.50	31.00
51	江苏新沂市马陵山	118.20	34.85
52	江苏无锡市惠山	120.28	31.68
53	江苏省浦口区老山	118.50	32.00
54	江苏南京紫金山	118.80	32.00
55	江苏南京市明孝陵	118.83	32.06
56	江苏南京市浦口区狮子岭	118.52	32.05
57	江苏连云港市大龙顶	118.80	34.10
58	江苏溧阳市龙潭乡	119.48	31.43
59	江苏句容市下蜀林场	119.22	32.11
60	江苏句容市宝华山	119.00	32.00
61	江苏灌云县云台山	119.23	34.30
62	吉林伊通县大孤山	125.13	43.31
63	吉林延边州安图县	128.85	42.50
64	吉林集安市五女峰	126.14	41.27
65	湖南益阳市安化县	111.40	28.30
66	湖南衡阳市南岳区	112.70	27.29
67	湖北咸宁市通山县	114.50	29.83
68	湖北随州市长岗镇	112.98	31.55
69	湖北随州市大洪山	112.50	31.30
70	湖北麻城市龟峰山	114.65	31.00

续表

编号	产地	经度/°	纬度/°
71	湖北荆门市钟祥市	112.55	31.05
72	黑龙江伊春市带岭后山	128.85	47.09
73	黑龙江尚志市帽儿山镇帽儿山	127.50	45.40
74	河南信阳市鸡公山	114.08	31.83
75	河南桐柏县淮源镇	113.29	32.42
76	河南省桐柏县桐柏山	113.00	32.00
77	河南卢氏县老君山	111.03	34.06
78	河北唐山市迁西县东荒峪	118.39	40.20
79	河北秦皇岛市青龙县都山	119.00	40.00
80	河北衡水市景县	116.05	37.50
81	河北承德市兴隆县	117.50	40.41
82	甘肃庆阳市赣榆县大吴山	103.00	37.00
83	甘肃兰州市榆中县	104.00	36.00
84	甘肃迭部县腊子口林场	103.60	34.18
85	福建柘荣县双城镇	119.85	27.23
86	福建宁德市屏南县	119.00	27.00
87	安徽宣城市宣城区水阳镇	118.80	31.21
88	安徽宣城市绩溪县	118.58	30.05
89	安徽铜陵市义安区	117.90	30.85
90	安徽六安市金寨县汤汇镇	115.59	31.60
91	安徽六安市霍山县马家河	116.37	31.47
92	安徽黄山市歙县黄山	118.43	29.87
93	安徽黄山市浮溪村	118.10	30.00
94	安徽滁州市琅琊山	118.25	32.30
95	安徽安庆市岳西县	116.35	30.85

（1）生态因子指标的筛选：将95个采样点的经纬度信息和27个生态因子指标同时输入到Maxent模型中，第一运行后主要筛选对太子参分布影响较大生态因子，并得到各生态因子对应的贡献率。贡献率的大小代表各生态因子对模型模拟结果的影响程度，从表5-2可知，贡献率最大的是年均降水量，为39.3%，最小的是土壤有机碳含量，仅为0，这表明不同生态因子的贡献率差异较大。根据累积贡献率的大小，达到90%的生态因子有年均降水量，最冷季平均温、最暖季平均温、植被类型、土壤类型、最干季降水量、土壤有效含水量等级、最冷月最低温、最湿月降水量、坡度和最湿季平均温，共计11个指标用于下一步分析处理。

表5-2   不同生态因子的贡献率大小

编号	变量	贡献率/%	编号	变量	贡献率/%
1	年均降水量	39.3	15	土壤ph	1
2	最冷季平均温	10.9	16	最暖月最高温	0.8
3	最暖季平均温	8	17	年平均气温	0.5
4	植被类型	6.1	18	昼夜温差月均值	0.4
5	土壤类型	6.1	19	最冷季降水量	0.3
6	最干季降水量	6	20	最干月降水量	0.3
7	土壤有效含水量等级	4.6	21	最湿季降水量	0.2
8	最冷月最低温	2.9	22	最暖季降水量	0.2
9	最湿月降水量	2.6	23	土壤含沙量	0.2
10	坡度	2.4	24	最干季平均温	0.1
11	最湿季平均温	2.1	25	土壤含粘土量	0.1
12	等温性	2	26	土壤阳离子交换能力	0.1
13	高程	1.5	27	土壤有机碳含量	0
14	坡向	1.2			

将上面分析得到的11个生态因子指标再次输入Maxent模型中进行模拟，得到这11个生态因子的贡献率大小（表5-3）。由分析结果可知，贡献率最大的为年均降水量，达到51.5%，其次为最冷季平均温、最湿季平均温、最湿月

表5-3 11个生态因子指标的贡献率

编号	变量	贡献率/%
1	年均降水量	51.5
2	最冷季平均温	11.8
3	最湿季平均温	7.9
4	最湿月降水量	7.2
5	土壤类型	6
6	植被类型	4.9
7	最冷月最低温	2.8
8	土壤有效含水量等级	2.3
9	最暖季平均温	2.2
10	坡度	2.2
11	最干季降水量	1.2

降水量、土壤类型，贡献率最小的为最干季降水量，仅为1.2%。根据各生态因子贡献率大小及累积贡献率达到80%以上的原则，选取了年均降水量、最冷季平均温、最湿季平均温、最湿月降水量及土壤类型共5个生态因子指标。从筛选的5个指标来看，气候因子对野生太子参的分布有较大的影响，尤以降水量影响最大。

采用ArcMap软件对模型分析得到的结果进行空间化处理后，得到野生太子参的生态适宜区划图。利用ArcMap中的自然区间分类法将模型计算得到的生长适宜度进行聚类分析，分为最适宜区、适宜区和不适宜区（图5-1）。由图中可知，绿色区域代表不适宜太子参的生长，红色区域代表最适宜其生长。区划结果表明，野生太子参主要适宜生长在我国东部、东北部及东南部区域，其分布的纬度范围约在29°~42°之间，经度范围约在106°~126°之间。分布的主要的省区有辽宁南部，山东中部、南部，河南、湖北、安徽接壤处，安徽、江苏、浙江3省接壤处。此外，河北、陕西、湖南的部分区域也有分布。该结果与历史资料记载的野生太子参分布区域相一致，验证本研究结果的准确性。

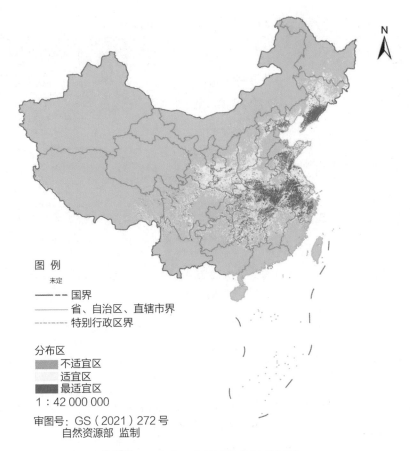

图5-1   野生太子参的适宜生长区划图

（2）野生太子参适宜生境的筛选：通过Maxent模型分析后得到不同生态因子对太子参存在概率的响应曲线，各环境因子对太子参栽培种植的影响程度各不相同，其中纵坐标越大，代表环境因子范围越适宜太子参种植，存在的概率也就越大。本研究选取对太子参分布影响最大的5个生态因子进行单一指标的生长适宜度分析，筛选最佳适宜生境范围。

年均降水量是影响野生太子参分布最大的生态因子，根据其响应曲线（图5-2）将年均降水量分为3个区间，即最适宜区［700～1500］，适宜区［550～700］、［1500～2800］，不适宜区［0～550］、［2800～4000］。因此，得到太子参最适宜的年均降水量范围为700～1500mm。采用相同的分析方法，根据最冷季平均温的响应曲线（图5-3），得到太子参最适宜的最冷季平均温范围为-30～-20℃。根据最湿季平均温的响应曲线（图5-4），得到最适宜太

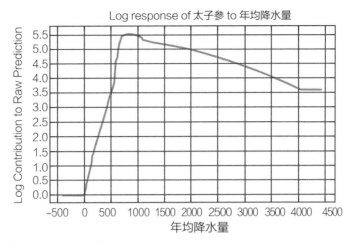

图5-2　年均降水量的响应曲线

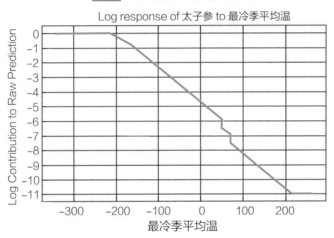

图5-3　最冷季平均温的响应曲线

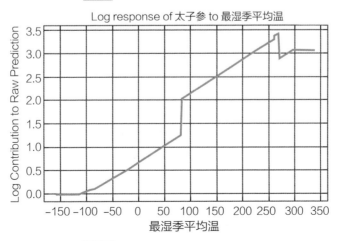

图5-4　最湿季平均温的响应曲线

子参生长的范围为22～30℃。最湿月降水量的响应曲线可得，最适宜太子参生长的降水量范围为720～800mm。最后，由土壤类型响应曲线中各类型的响应高低情况，得到最适宜野生太子参生长的土壤类型代码为11（石灰初育土）、34（黑钙土）、69（盐土）。

（3）适宜性区划结果的评价分析：ROC曲线分析方法在物种潜在分布模型的评价中应用较为广泛。ROC曲线下的面积为AUC值，AUC的取值在0.5～1.0之间，值越大表示环境变量与预测的物种地理分布模型之间的相关性越大，即模型的预测效果越好。一般AUC指在0.9～1.0范围内，表示预测效果极好，0.8～0.9表

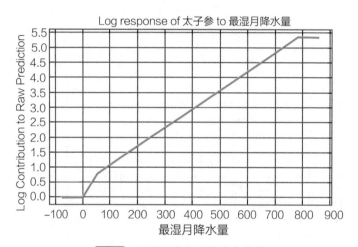

图5-5　最湿月降水量的响应曲线

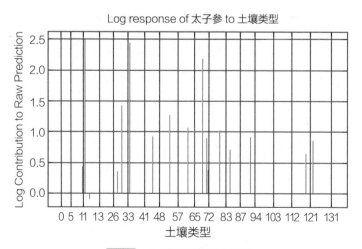

图5-6　土壤类型的响应曲线

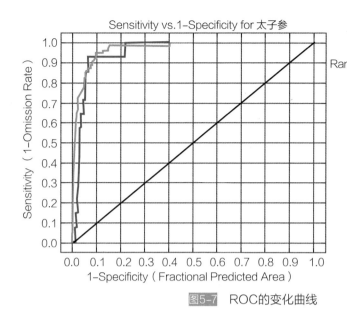

图5-7 ROC的变化曲线

示预测效果好，0.7～0.8表示效果一般，而0.7以下的则模型预测的效果较差。由图5-7中可知，训练集的AUC值为0.966，测试集的AUC值为0.952，表明用于太子参区划分析的预测模型分析得到的结果极好，说明本研究所得的栽培太子参生态适宜种植区划分析结果是准确的，可为太子参的生产布局提供一定的理论依据。

4. 结论

该区划分析得到了最适宜野生太子参生长的生境范围，具体有：年均降水量为700～1500mm，最冷季平均温-30～-20℃，最湿季平均温为22～30℃，最湿月降水量为720～800mm，土壤类型有石灰初育土、黑钙土和盐土3种类型。这些生境条件为野生太子参生长提供了最适宜的环境。

野生太子参最适宜生长区域集中在我国中部、东部及东南部地区，具体分布区域有：吉林省通化市集安市；辽宁省丹东市宽甸县、凤城市，本溪市桓仁县、本溪县、南芬区、明山区，鞍山市岫岩县，大连市庄河市，抚顺市新宾县南部，辽阳市辽阳县，营口市盖州市东部；河北省唐山市遵化市、迁西县、迁安市，丰南区南部，秦皇岛市卢龙县、青龙县；山东省淄博山区、淄川区、沂源县，临沂市蒙阴县、沂水县、沂南县、费县、临沭县、莒南县，济南市历城区南部、章丘市南部，泰安市新泰市，日照市岚山区、东港区；陕西省咸阳市淳化市；江苏省连云港市东海县、连云区，徐州市新沂市，淮安市盱眙县，南京市六合区、江宁区、溧水市，镇江市句容市；安徽省滁州明光市、滁州区、定远县、全椒县，宣城市宣州区、广德市、宁国市、黄山市，六安市霍山县、裕安区、金安区、金寨县，安庆市岳西县、太湖县西部；浙江省湖州市安吉县、杭州市临安市、富阳市、侗庐县，台州市天台县，金华市磐安县，宁波市余姚市南部，绍兴市新昌县南部；河南省驻马店市泌阳县、确山县，南阳市桐柏县，信阳市平桥区、浉河区、商城县；湖北省黄冈市麻城市、罗田县、英山县、蕲春县，咸宁市通山县、崇阳县；湖南省岳阳市临湘市；江西省九江市修水县。

此外，适宜区可能分布在吉林浑江市、辽源市；辽宁省铁岭市、通化市北部，葫芦岛市，承德市东部地区；北京市；山东省烟台市、威海市、青岛市以及中部大部分地区；山西省长治市、晋城市；陕西省宝鸡市、汉中市、西安市；甘肃省天水市、成县；河南省洛阳市、平顶山市、三门峡市、许昌市；湖北省十堰市、襄樊市；江苏省淮阴市、宿迁市、盐城市、南通市、苏州市；浙江衢州市、丽水市；湖南常德市、怀化市。

二、太子参土壤养分及无机元素分析

1. 实验材料

2013年7～8月到福建、安徽、江苏、山东、贵州太子参栽培主产区实地采集太子参样品及土壤样品。太子参药材采用随机采样法，去杂洗净，晾干。五点取样法采集0～25cm厚度的土壤，混合后四分法取样。共得到不同产地太子参药材样品和土壤样品各15份。见表5-4。

土壤样品放置在干净的玻璃培养皿中，室内自然晾干后，除去石子、动植物残体等杂物，用木棒碾压后通过2mm尼龙筛，混匀后置研钵中研碎，过100目筛，放置自封袋中封存。供土壤微量元素测定备用。

2. 研究方法

（1）太子参环肽B和多糖含量测定：同第二章"二、新品种的品质比较分析，研究方法（7）太子参环肽B含量测定"。

（2）多糖含量测定：同第二章"一、优良品系的筛选与评价，研究方法（4）多糖含量测定"。

（3）土壤基本养分及无机元素的测定：①仪器设备及试剂：石墨炉原子吸收光谱仪（ZEEnit®650P）；火焰原子吸收分光光度计（contrAA300和novAA300）；322PC分光光度计；电子天平（METTLER TOLEDO EL104）；微波消解仪MARS6（美国CEM公司）；浓硝酸、高氯酸、双氧水等均为优级纯。②测定方法：采用土壤养分测定仪测定土壤中铵态氮、有效钾、速效磷、酸碱度（pH）。分别参照GB/T17141-1997铅、镉的测定-石墨炉原子吸收分光光度法、NY/T1121.12-2006土壤总铬的测定、GB/T17138-1997铜、锌的测定-火焰原子吸收分光光度法、NY/T1121.8-2006土壤有效硼的测定对土壤中的铅（Pb）、铬（Cr）、铜（Cu）、锌（Zn）和有效硼（B）无机元素进行测定。

3. 结果与分析

（1）不同省区太子参药材化学成分差异比较：不同产地太子参药材化学成分测定及土壤基本养分和无机元素的测定结果见表5-4。在同一检测条件下，福建省太子参样品中未检出太子参环肽B（见图5-8），其他4个省区均有检出，但差异较大，其中江苏省的太子参环肽B含量最高，其次是贵州的，安徽和山东的含量最低。杨亚滨等人研究发现，福建省太子参环肽A含量约为环肽B的10~20倍，而安徽、江苏等其他产区的太子参环肽A和B的含量正好相反，说明福建环境条件下太子参药材已形成一定的区域质量特征。从多糖测定结果可以看出，全国各省区的太子参多糖含量差异较小，均在30%左右，其中江苏和贵州区域的太子参多糖含量最高，约为32%，安徽省太子参多糖含量最低，为27.11%。从各省内不同产地的差异性比较可知，太子参环肽B的变异系数

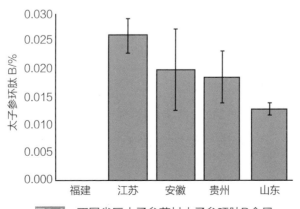

图5-8　不同省区太子参药材太子参环肽B含量

表5-4　不同产地太子参化学成分和土壤基本元素及无机元素测定结果

编号	产地	铵态氮/(mg/kg)	有效钾/(mg/kg)	速效磷/(mg/kg)	Pb/(mg/kg)	Cr/(mg/kg)	Cu/(mg/kg)	Zn/(mg/kg)	B/(mg/kg)	土壤pH	太子参环肽B/%	多糖/%
1	福建省宁德市寿宁县	81.50	287.50	22.00	27.40	58.10	18.80	132.50	0.33	6.25	0.0000	31.75
2	福建省宁德市柘荣县	39.10	310.00	61.10	10.40	41.70	9.42	111.60	0.26	6.18	0.0000	29.55
3	福建省宁德市霞浦县	37.70	242.00	32.10	3.77	54.50	24.00	81.40	0.24	6.05	0.0000	33.49
4	江苏省丹徒区高资镇	19.30	173.50	19.90	6.98	61.20	13.40	46.90	0.11	5.55	0.0242	33.42
5	江苏省句容市方山茶场	11.10	242.50	57.60	12.40	54.70	16.80	57.70	0.28	5.84	0.0247	30.18
6	江苏省句容市袁巷乡	135.00	140.50	0.35	8.93	75.30	21.60	67.70	0.23	7.00	0.0298	32.44
7	安徽省宣城市广德市	39.10	321.50	40.00	11.80	58.60	12.50	42.20	0.77	6.93	0.0095	30.14
8	安徽省宣城市黄渡乡	39.70	237.50	18.00	14.00	76.80	10.80	49.80	0.72	6.31	0.0204	22.61
9	安徽省宣城市向阳乡	77.70	202.50	5.70	10.70	68.80	12.20	42.50	0.27	5.62	0.0182	28.57
10	贵州省施秉县牛大场镇	15.70	216.50	1.90	2.06	67.60	20.80	42.10	0.67	6.25	0.0205	33.99
11	贵州省丹寨县杨武乡	23.60	335.00	22.60	48.10	73.80	41.60	162.8	0.57	5.72	0.0267	30.63
12	贵州省黄平县一碗水乡	11.00	107.50	39.00	11.40	61.30	10.50	41.70	0.80	5.85	0.0143	30.94
13	山东省临沂市临沭县	18.80	94.00	46.30	1.63	95.90	11.50	47.80	0.52	5.68	0.0123	32.20
14	山东省临沂市沂南县	11.90	113.50	56.10	10.00	60.50	17.20	57.00	0.17	5.67	0.0147	28.68
15	山东省临沂市河东区葛沟镇	17.70	64.00	36.30	10.90	79.80	30.60	76.40	0.35	6.28	0.0127	32.73

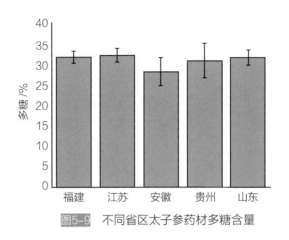

图5-9 不同省区太子参药材多糖含量

（RSD）较大，其中安徽和贵州省的RSD值分别达到35.9499%和30.2439%，这可能与省内不同产地间气候、土壤等环境因素不同有关。从多糖含量来看，省内各产地间的RSD值相对较小，其中安徽省3个产地间的差异最大，RSD值达到14.66%，其他省区内的差异不大，RSD值在5%～7%之间。

（2）不同产地太子参土壤Pb、Cr、Cu、Zn、B元素的分布水平：全国不同产区太子参土壤无机元素铅（Pb）、铬（Cr）、铜（Cu）、锌（Zn）、有效硼（B）的含量见表5-5。由描述性统计分析可知，不同产地Pb含量在1.63～48.10mg/kg，平均含量为12.70mg/kg，变异系数达到90.67%，表明全国不同产地太子参土壤中Pb含量存在极大差异。不同产地Cr元素含量在41.70～95.90mg/kg，平均含量为65.91mg/kg，变异系数为19.87%。不同产地土壤的Cu、Zn、B微量元素含量差异也较大，变异系数达到50%。整体反映了全国不同产地栽培太子参种植地土壤元素含量分布极不均匀，这可能当地施肥情况有关。

参照我国《土壤质量环境标准》（GB15618–1995），太子参样地中有14份土样Pb指标达到一级（≤35mg/kg）标准，贵州丹寨杨武乡土壤样品Pb含量（48.10mg/kg）属于二级标准（≤250mg/kg）；Cr含量属于一级（≤90mg/kg）标准的样地有14个，占全部样地的93%；山东临沭县太子参土壤Cr含量（95.90mg/kg）属于二级；Cu元素含量达到一级（≤35mg/kg）标准的样地亦为14个，二级标准（≤50mg/kg）的样地有1个，为贵州丹寨土样；Zn元素含量达到一级（≤100mg/kg）标准的有12个样地，但福建寿宁县、福建柘荣县和贵州丹寨县3个样地土壤中Zn含量属于二级标准。总体来看，全国大部分地区太子参土壤均符合国家一级标准，清洁、无污染，表明全国栽培地的太子参土壤质量基本保持自然背景水平。其中贵州丹寨县太子参土壤Pb、Cu、Zn含量相对较高，属二级标准，但对植物和环境不会造成污染。

土壤中有效硼是植物可以从土壤中吸收利用的硼。对一般作物来说，土壤有效硼大于0.5mg/kg为不缺硼，小于0.5mg/kg，可视为缺硼，小于0.25mg/kg，可视为严重缺硼。本研究15个样地中，总体有效硼含量平均值为0.42mg/kg，有效硼含量大于0.5mg/kg的有6个，大于0.25mg/kg而小于0.5mg/kg的样地有5个，小于0.25mg/kg的有4个。总体来看，太子参土壤缺硼的比例占到60%，严重缺硼的样地占26.7%，其中以福建、江苏、山东等几个样地有效硼含量极低。

表5-5   不同产地太子参土壤中无机元素描述统计量

指标	变化幅度	最小值	最大值	平均值	标准差	变异系数/%
Pb/（mg/kg）	46.47	1.63	48.10	12.70	11.51	90.67
Cr/（mg/kg）	54.20	41.70	95.90	65.91	13.10	19.87
Cu/（mg/kg）	32.18	9.42	41.60	18.11	8.80	48.58
Zn/（mg/kg）	121.10	41.70	162.80	70.67	37.11	52.51
B/（mg/kg）	0.69	0.11	0.80	0.42	0.23	55.56

（3）不同省区太子参土壤无机元素和基本养分含量的比较结果：比较福建、江苏、安徽、贵州、山东5个太子参主产区的土壤无机元素可知（见表5-6），不同省区土壤元素含量高低水平较为混乱，且各元素之间并不存在明显相关性，这间接表明太子参土壤中Pb、Cr、Cu、Zn 4种元素的来源不同。其中，土壤中Pb含量以贵州省的最高，山东省的最低；而Cr元素含量相差不大，以山东省的最高，福建省的最低；Cu元素以贵州省的最高，安徽省的最低；Zn元素是以福建省最高，安徽省的最低。

表5-6   不同省区太子参土壤重金属及微量元素含量

省区	Pb/（mg/kg）	Cr/（mg/kg）	Cu/（mg/kg）	Zn/（mg/kg）	B/（mg/kg）	铵态氮/（mg/kg）	有效钾/（mg/kg）	速效磷/（mg/kg）
福建	13.86	51.43	17.41	108.50	0.28	52.77	279.83	38.40
江苏	9.44	63.73	17.27	57.43	0.21	55.13	185.50	25.95
安徽	12.17	68.07	11.83	44.83	0.59	52.17	253.83	21.23
贵州	20.52	67.57	24.30	82.20	0.68	16.77	219.67	21.17
山东	7.51	78.73	19.77	60.40	0.35	16.13	90.50	46.23

从土壤营养成分来看，5个省区土壤中有效硼含量以贵州省的最高，达到0.68mg/kg，江苏省的最低，仅为0.21mg/kg。在土壤铵态氮水平上，以福建、安徽、江苏3个省的含量较高，而贵州和山东的含量较低；有效钾含量则以福建省的最高，山东省的最低；速效磷含量以山东省的最高，贵州省的最低。表明不同省份的太子参土壤在不同指标上存在较大差异。

（4）太子参药材化学成分与土壤元素相关性分析：通过对不同产地太子参药材化学成分与其对应的土壤中各元素间相关分析（表5-7），结果显示，不同产地太子参药材的太子参环肽B和多糖与土壤中各元素间无显著相关性。说明土壤中Pb、Cr、Cu、Zn、B及铵态氮、有效钾、速效磷这几个指标并不是影响栽培太子参药材质量优劣的直接因素，这可能与气候、人为等因素的综合影响有关。从各元素指标相关性来看，重金属Pb与Zn呈极显著正相关（$P < 0.01$），与Cu和有效钾呈显著正相关（$P < 0.05$）；重金属Cr与有效钾则呈显著负相关（$P < 0.05$），但与其他指标无显著相关性。这一结果表明土壤中的Cu、Zn等微量元素的丰富程度可间接反映土壤中重金属Pb的含量高低。而有效钾含量越高的土壤中，Pb含量相对较高，而Cr的含量相对较低。在其他各指标间，Zn与Cu、有效钾呈显著正相关（$P < 0.05$），说明土壤中这几种元素的来源相对一致，这在施肥管理上可为平衡各元素间含量关系提供一定的理论指导。

表5-7　太子参药材化学成分与对应土壤各指标间的相关性分析

指标	Pb	Cr	Cu	Zn	B	铵态氮	有效钾	速效磷	太子参环肽B	多糖
Pb	1	−0.011	0.610*	0.804**	0.144	0.070	0.519*	−0.081	0.151	−0.191
Cr	−0.011	1	0.221	−0.175	0.267	0.050	−0.516*	−0.341	0.415	−0.010
Cu	0.610*	0.221	1	0.632*	−0.071	−0.016	0.115	−0.225	0.238	0.340
Zn	0.804**	−0.175	0.632*	1	−0.164	0.157	0.522*	0.057	−0.225	0.086
B	0.144	0.267	−0.071	−0.164	1	−0.265	0.153	−0.096	0.046	−0.260
铵态氮	0.070	0.050	−0.016	0.157	−0.265	1	0.117	−0.555*	0.066	−0.015
有效钾	0.519*	−0.516*	0.115	0.522*	0.153	0.117	1	−0.019	−0.202	−0.211
速效磷	−0.081	−0.341	−0.225	0.057	−0.096	−0.555*	−0.019	1	−0.429	−0.120
太子参环肽B	0.151	0.415	0.238	−0.225	0.046	0.066	−0.202	−0.429	1	−0.086
多糖	−0.191	−0.010	0.340	0.086	−0.260	−0.015	−0.211	−0.120	−0.086	1

注：*$p < 0.05$；**$p < 0.01$。

4. 结论

种植地土壤元素分析表明，太子参不同产地土壤无机元素含量分布极不均匀，差异较大。但90%以上的土壤中Pb、Cr、Cu、Zn含量能达到国家土壤质量环境标准的一级，少数几个样地属于二级标准，说明太子参各种植区的土壤并不存在污染情况，均可满足种生产植要求。

不同产地太子参土壤缺硼的比例占到60%，严重缺硼的样地占26.7%，其中以福建、江苏、山东等几个样地有效硼含量极低，这势必会对太子参植株长势和药材产量造成一定影响，建议在施肥过程中适当增加硼元素的比例。

对不同省区太子参土壤各元素含量比较得出，各省区土壤中所含各元素含量差异较大，且各元素之间并不存在明显相关性，这可能与不同省区以黄壤、黄棕壤及棕壤为主的土壤类型有关。此外，本研究是以栽培产区的太子参土壤为研究对象，故人为因素如施肥管理情况也是造成这种差异重要原因。

太子参环肽B和多糖分别与铅、铬、铜、锌、有效硼及铵态氮、有效钾、速效磷之间没有显著相关性，说明土壤中这几种元素含量高低没有直接对药材有效成分的生物合成起直接作用，是否气候因素是影响药材质量优劣的重要因素还有待进一步研究。不同产地土壤各指标间得到，土壤中的Cu、Zn等微量元素的丰富程度可间接反映土壤中重金属Pb的含量高低。而有效钾含量越高的土壤中，Pb含量相对较高，而Cr的含量相对较低。这可为科学合理的施肥，调控各元素间的含量水平以更好地保证植株的生长提供科学依据。

三、太子参种植适宜区划分析

1. 实验材料

2013年7～8月太子参药材采收期，于山东、福建、安徽、江苏、贵州共5个太子参栽培地区进行实地采样。在福建采集样品13份，江苏采集样品3份，安徽采集样品10份，贵州采集样品16份，山东采集样品4份，用于生态适宜区划分析的样品共计46份。

2. 研究方法

（1）环境因子数据选取：本研究所用环境因子数据库为《中药资源空间信息网格数据库》，由中国中医科学院中药资源中心道地药材国家重点实验室提供。各环境因子的选取主要是依据对太子参药材产量和质量有重要影响的环境因子。太子参喜温暖湿润气候，怕高温，抗寒力强，忌强光，有低温发芽、越冬的特性，在−20℃也可安全越冬。在选择区划因子时可选取极端温度如最暖季平均温、最冷季平均温等指标。太子参喜阴湿环境，气候的湿润度和光照强度也是影响太子参生长的重要因素。地形因子和土壤因子与太子参的生产种植息息相关，对于科学选址具有重要意义。故本文选取了温度、降水、日照等共17个生态因子。因此，本文在综合影响太子参适宜种植区域和药材质量的基础上，选取了气候因子、土壤因子、地形因子及植被类型4个方面的环境因子数据用于全国太子参生态适宜性区划分析。其中，气候因子数据是根据1950～2000年间的气象观测数据插值而成（分辨率1km）。包括气温、降水等共16个气候因子。土壤因子数据根据第二次全国土地调查提供的《1∶100万中华人民共和国土壤图》（1995年编制）制成，土壤分类系统为FAO-90，主要包括土壤类型、土壤pH、土壤含沙量、土壤含黏土量、土壤阳离子交换能力、土壤有效含水量等级、有机碳含量。地形因子数据包括高程、坡度、坡向，此外还有植被类型数据。

（3）太子参多糖含量测定：同第二章"一、优良品系的筛选与评价，研究方法（4）多糖含量测定"。

（4）区划分析方法：本研究首先46份采样地的多糖进行聚类分析，筛选得到多糖含量较高的产地，再对筛选到的采样地利用空间信息分析技术（ArcGIS）对全国栽培太子参进行空间数据分析，并结合最大信息熵模型（Maxent）进行适生区域的模拟。

3. 结果与分析

各采样地太子参经纬度及多糖含量信息见表5-8。

表5-8　不同采样地太子参样品信息

编号	产地	海拔/m	经度/°	纬度/°	多糖/%
1	福建寿宁县武曲镇大韩村	92	119.5521	27.2567	31.06
2	福建寿宁县南洋镇韩头村	558	119.5730	27.3816	32.44
3	福建福安市潭头镇东昆村	55	119.6698	27.1846	33.11
4	福建福安市上白石镇财洪村	84	119.7018	27.2248	27.23
5	福建柘荣县楮坪乡彭家山村	635	119.7767	27.2468	27.49
6	福建柘荣县英山乡田头洋村	853	119.8198	27.2754	31.30
7	福建柘荣县东源乡岩潭村	683	119.9031	27.2032	30.13
8	福建柘荣县东源乡东岩村	1041	119.9288	27.1418	28.96
9	福建柘荣县宅中乡宅中村	556	119.8598	27.1223	33.44
10	福建霞浦县柏洋镇柏洋村	603	119.8689	27.0502	33.49
11	福建柘荣县乍洋乡洋头村	72	119.9722	27.2421	33.44
12	福建柘荣县乍洋乡石山村	417	120.0046	27.1874	28.30
13	福建福鼎市管阳镇管阳村	578	120.0356	27.2565	32.20
14	江苏镇江市丹徒区高资镇	10	119.3121	32.1681	33.42
15	江苏句容市方山茶场	142	119.2863	31.7178	30.18
16	江苏省句容市袁巷乡马埂村	55	119.2683	31.6809	32.44
17	安徽霍山县落儿岭镇古桥畈村1	143	119.1887	31.3618	27.99
18	安徽霍山县落儿岭镇古桥畈村2				26.85
19	安徽舒城县马河口镇杨家村	45	116.9111	31.3784	31.13
20	安徽舒城县孔集镇舒丰村	14	117.0169	31.4515	31.15
21	安徽六安市裕安区分路口镇莲花庵村	42	116.3838	31.7395	37.03
22	安徽广德市东亭乡阳岱山	102	119.5363	30.8157	27.66
23	安徽宣城市黄渡乡汤村	83	118.8000	30.8052	22.61
24	安徽宣城市向阳乡板桥村1	50	118.7949	30.8637	27.51
25	安徽宣城市向阳乡板桥村2				29.63
26	安徽广德市誓节镇花鼓村	50	119.2494	30.9200	32.63
27	贵州施秉县城关镇新红村	776	118.0884	26.9878	38.08

编号	产地	海拔/m	经度/°	纬度/°	多糖/%
28	贵州黔西县锦星镇白泥村	1270	105.9230	26.9885	29.75
29	贵州玉屏县田坪镇长冲垅村	520	109.1167	27.4090	30.99
30	贵州施秉县牛大场镇石桥村	1076	108.0220	27.2158	35.22
31	贵州施秉县城关镇下翁哨村	778	108.1773	27.0689	39.41
32	贵州贵阳市清镇王庄乡罗田村	1252	106.2601	26.7667	33.20
33	贵州丹寨县扬武乡黑石头农场	860	107.8784	26.1817	30.63
34	贵州平塘县白龙乡龙兴村	780	107.2704	25.9278	35.30
35	贵州施秉县牛大场镇牛大场村	934	107.9253	27.1402	32.75
36	贵州贵阳市花溪区马铃乡	1078	106.5864	26.2742	29.08
37	贵州镇远县涌溪乡花滩村	649	108.3457	27.0058	28.04
38	贵州福泉市龙昌镇老落田	1016	107.4640	26.7735	29.94
39	贵州施秉县甘溪乡盐井村	1100	108.2400	27.0647	25.87
40	贵州余庆县白泥镇民同村	780	107.9029	27.2128	21.54
41	贵州施秉县甘溪乡高碑村	640	108.2214	27.0433	27.99
42	贵州黄平县一碗水乡水淹塘村	970	107.8918	27.1316	30.94
43	山东临沂市临沭县南古镇	56	118.5475	34.9143	32.20
44	山东临沂市罗庄区册山后村	66	118.3435	34.9210	32.15
45	山东临沂市沂南县葛沟镇居泉村	137	118.5727	35.3567	28.68
46	山东临沂市河东区重沟镇万家湖村	71	118.5049	34.9867	32.73

（1）基于多糖的太子参采样点筛选：聚类分析结果显示，聚类距离在5时，多糖含量聚为4类，依据多糖含量高低，筛选得到多糖含量较高的采样地共计34个（表5-9）。对34个产地不同省区多糖比较可以看出，5个省区的太子参多糖含量差异不大，均在31%～32%左右，且以贵州省的多糖含量最高（32.94%），山东省的最低（31.44%）。34个产地的太子参药材质量均差异性不大（5.91%），可以看作全国太子参的代表性产区。因此，将34个太子参药材质量较好的采样点进行数据处理及格式转换，用于太子参的生态适宜性区划分析。

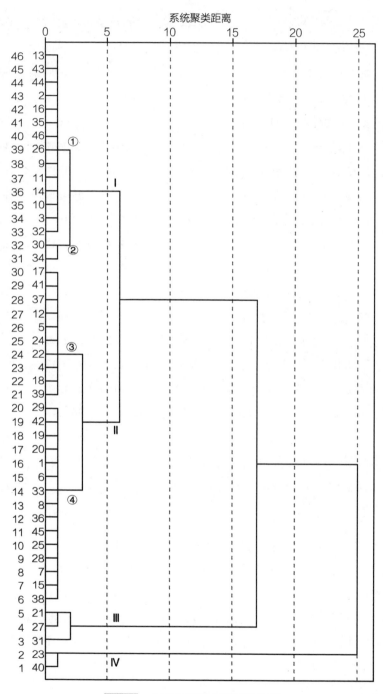

图5-10　太子参多糖含量聚类分析

表5-9　34个采样点太子参多糖及环境因子信息.

编号	产地	海拔/m	经度/°	纬度/°	最湿季降水量/mm	最暖季降水量/mm	最暖季平均温/°C*10	最干月降水量/mm	年平均气温/°C*10	生境适宜度/%	多糖/%
1	福建寿宁县武曲镇大韩村	92	119.5521	27.2567	662	508	275	39	188	47.4914	31.06
2	福建寿宁县南洋镇梓村	558	119.5730	27.3816	708	668	246	42	162	81.5788	32.44
3	福建福安市潭头镇东昆村	55	119.6698	27.1846	644	516	277	39	190	52.3053	33.11
6	福建柘荣县英山乡田头洋村	853	119.8198	27.2754	702	635	230	45	149	69.6048	31.30
7	福建柘荣县东源乡岩潭村	683	119.9031	27.2032	674	620	235	44	154	82.5004	30.13
8	福建柘荣县东源乡岩岩村	1041	119.9288	27.1418	710	710	218	48	139	43.6033	28.96
9	福建柘荣县宅中乡宅中村	556	119.8598	27.1223	661	596	246	43	163	47.0337	33.44
10	福建霞浦县柏洋镇柏洋村	603	119.8689	27.0502	653	585	249	44	166	86.8971	33.49
11	福建柘荣县乍洋乡洋头村	72	119.9722	27.2421	685	637	229	46	147	53.7182	33.44
13	福建福鼎市管阳镇管阳村	578	120.0356	27.2565	646	607	244	43	161	81.4024	32.20
14	江苏镇江市丹徒区高资镇	10	119.3121	32.1681	469	469	272	30	156	7.9118	33.42
15	江苏句容市方山茶场	142	119.2863	31.7178	473	473	267	34	154	78.3844	30.18
16	江苏句容市袁巷乡马埂村	55	119.2683	31.6809	473	473	267	34	154	44.6806	32.44
19	安徽舒城县河口镇杨家村	45	116.9111	31.3784	518	518	270	29	161	87.3114	31.13
20	安徽舒城县孔集镇舒丰村	14	117.0169	31.4515	477	477	272	29	162	51.7496	31.15
21	安徽六安市裕安区分路口镇莲花庵村	42	116.3838	31.7395	487	487	270	29	159	65.9915	37.03
25	安徽宣城市向阳乡板桥村2	50	118.7949	30.8637	522	504	274	40	162	79.1600	29.63

编号	产地	海拔/m	经度/°	纬度/°	最湿季降水量/mm	最暖季降水量/mm	最暖季平均温/°C*10	最干月降水量/mm	年平均气温/°C*10	生境适宜度/%	多糖/%
26	安徽广德市誓节镇花鼓村	50	119.2494	30.9200	511	511	269	40	160	81.9807	32.63
27	贵州施秉县城关镇新红村	776	118.0884	26.9878	522	471	253	27	163	81.6865	38.08
28	贵州黔西县锦星镇白泥村	1270	105.9230	26.9885	550	539	230	19	151	83.7251	29.75
29	贵州玉屏县田坪镇长冲垅村	520	109.1167	27.4090	486	457	251	31	156	69.4160	30.99
30	贵州施秉县牛大场镇石桥村	1076	108.0220	27.2158	538	489	236	28	146	67.3183	35.22
31	贵州施秉县城关镇下翁哨村	778	108.1773	27.0689	515	468	256	27	164	51.5756	39.41
32	贵州贵阳市清镇王庄乡罗田村	1252	106.2601	26.7667	588	556	234	19	154	46.7765	33.20
33	贵州丹寨县扬武乡黑石头农场	860	107.8784	26.1817	598	537	238	28	157	64.7208	30.63
34	贵州平塘县白龙乡龙兴村	780	107.2704	25.9278	617	562	249	23	173	68.5883	35.30
35	贵州施秉县牛大场镇牛大场村	934	107.9253	27.1402	533	481	244	27	154	79.7417	32.75
36	贵州贵阳市花溪区马铃乡	1078	106.5864	26.2742	621	572	242	19	165	66.7388	29.08
38	贵州福泉市龙昌镇老落田	1016	107.4640	26.7735	562	505	239	26	155	86.1484	29.94
42	贵州黄平县一碗水乡水淹塘村	970	107.8918	27.1316	530	478	248	27	158	67.5955	30.94
43	山东临沂市临沭县南古镇	56	118.5475	34.9143	532	532	257	12	137	34.0780	32.20
44	山东临沂市罗庄区册山后村	66	118.3435	34.9210	516	516	260	11	140	43.3089	32.15
45	山东临沂市沂南县葛沟镇居泉村	137	118.5727	35.3567	550	550	246	10	127	26.7045	28.68
46	山东临沂市河东区重沟镇万家湖村	71	118.5049	34.9867	535	535	257	11	137	63.0004	32.73

（2）环境因子指标的筛选：本研究共选取了27个环境因子指标。基于筛选得到的34个采样点信息，通过Maxent模型第一次运算后，得到各环境因子的贡献率（表5-10）。贡献率的大小代表各环境因子对模型模拟结果的重要性。从表3可以看出，最干月降水量指标贡献率最大，达到65.8%，这表明干旱对太子参长势和质量影响较大。贡献率大小进行筛选，得到最干月降水量、土壤类型、年平均气温、坡向、等温性、最暖季降水量、植被类型、最暖季平均温、最湿季降水量共9个环境指标，用于下一步的数据分析。

将筛选得到的9个环境因子指标进行第二次模型分析预测，得到全国太子参生态适宜性区划分析结果，利用ArcMap中的自然区间分类法将模型计算得到的生境适宜度进行聚类分析，分为最适宜区、适宜区、次适宜区和不适宜区（图5-11）。由图中可知，绿色区域代表不适宜太子参种植，红色区域则最适宜太子参种植。因此，太子参适宜种植区主要集中在东南部，其中最适宜区主要集中在贵州省大部分，重庆与湖南、湖北接壤处，河南南部，安徽西部，江苏中部，福建东北部以及浙江部分区域。

根据Maxent模型分析，得到9个环境因子对太子参分布影响的重要性（见表5-11），最干月降水量对太子参区划的影响最大，贡献率达68.4%，植被类型和最湿季降水量的贡献率最小，仅为1.7%。按照贡献率从大到小的顺序以及贡献率差值大小，选取最干月降水量、土壤类型、最暖季平均温、等温性、坡向、年平均气温、最暖季降水量这7个指标进一步分析研究。

表5-10　各环境因子贡献率大小

编号	变量	贡献率/%	编号	变量	贡献率/%
1	最干月降水量	65.8	11	最干月降水量	1.1
2	土壤类型	9.9	12	坡度	1.1
3	年平均气温	4.8	13	高程	0.7
4	坡向	3.5	14	年均降水量	0.5
5	等温性	2.7	15	最冷月最低温	0.4
6	最暖季降水量	2.2	16	土壤有效含水量等级	0.1
7	植被类型	1.9	17	土壤含沙量	0.1
8	最暖季平均温	1.9	18	最冷季平均温	0
9	最湿季降水量	1.7	19	土壤有机碳含量	0
10	最湿月降水量	1.3	20	土壤阳离子交换能力	0

续表

编号	变量	贡献率/%	编号	变量	贡献率/%
21	昼夜温差月均值	0	25	最暖月最高温	0
22	最干季平均温	0	26	最冷季降水量	0
23	土壤含黏土量	0	27	土壤pH	0
24	最湿季平均温	0			

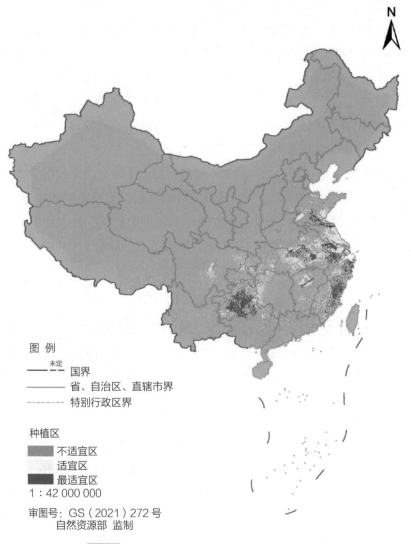

图例

———　未定
—— —— 国界

———— 省、自治区、直辖市界

-------- 特别行政区界

种植区

■ 不适宜区
□ 适宜区
■ 最适宜区

1：42 000 000

审图号：GS（2021）272 号
　　自然资源部　监制

图5-11　栽培太子参生态适宜种植区分布图

表5-11　9个环境因子贡献率大小

编号	变量	贡献率/%
1	最干月降水量	68.4
2	土壤类型	9.7
3	年平均气温	6.0
4	坡向	4.0
5	等温性	3.2
6	最暖季降水量	2.9
7	植被类型	2.4
8	最暖季平均温	1.7
9	最湿季降水量	1.7

（3）太子参适宜生境的筛选：通过Maxent模型分析，得到不同环境因子对太子参存在概率的响应曲线，各环境因子对太子参栽培种植的影响程度各不相同，其中纵坐标越大，代表环境因子范围越适宜太子参种植，存在的概率也就越大。本研究选取对太子参分布影响较大的最干月降水量、土壤类型、最暖季平均温、等温性4个环境因子进行单一指标的生境适宜度分析，筛选最佳适宜生境范围。见图5-12至图5-15。

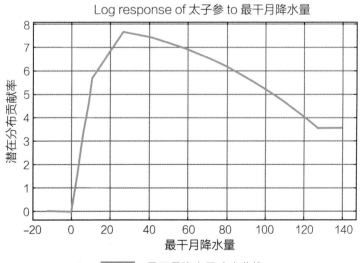

图5-12　最干月降水量响应曲线

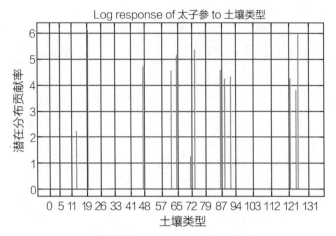

图5-13　土壤类型响应曲线

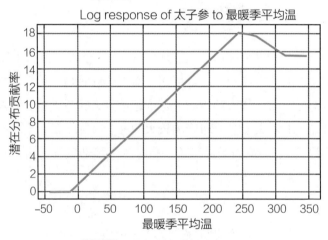

图5-14　最暖季平均温响应曲线

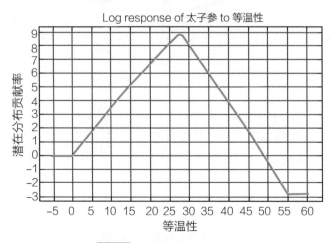

图5-15　等温性的响应曲线

　　最干月降水量是决定太子参分布的重要影响因素，根据最干月降水量响应曲线，得到最干月降水量的最适宜范围为20～60mm。依据相同方法对其他6个环境因子进行分析，得到最适宜太子参生长的土壤类型代码为20（不饱和薄层土）、65（饱和黏磐土即黄棕壤）、74（深色淋溶土即黄壤）、126（黄红壤）；最暖季平均温为21.5～30.5℃；等温性为昼夜温差月均值与年均温变化范围的百分比，其值在18%～35%。通过上面环境因子范围划分后，得到了太子参最适宜的生境条件，可在人工调控下指导种植。

　　（4）适宜性区划结果的评价分析：ROC曲线分析方法在物种潜在分布模型的评价中应用较为广泛。ROC曲线下的面积为AUC值，取值在0.5～1.0之间。AUC值越大表示环境变量与预测的物种地理分布模型之间的相关性越大，即模型的预测效果越好。一般，AUC值在0.9～1.0范围内，表示预测效果极好；0.8～0.9表示预测效果好，0.7～0.8表示效果一般，而0.7以下的则模型预测的效果较差。由图5-16可知，训练集的AUC值为0.993，测试集的AUC值为0.975，说明本研究所得的栽培太子参生态适宜种植区划分析结果是准确的，可为太子参的生产布局提供一定的理论依据。

　　（5）生境适宜度及环境因子与化学成分的相关性分析：通过区划分析及数据的提取，得到全国各采样点的太子参生境适宜度。结果显示，不同采样点太子参生境适宜度差异较大，其中安徽六安舒城县马河口镇杨家村的样品生境适宜度最大，为87.3114%，其多糖含量为31.13%；江苏镇江丹徒高资镇的

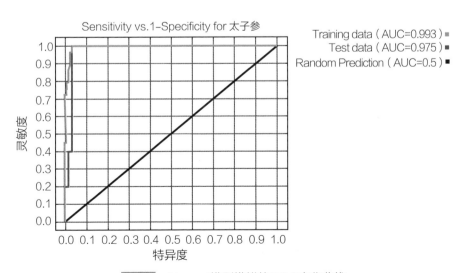

图5-16　Maxent模型模拟的ROC变化曲线

表5-12 各环境因子和太子参化学成分指标间相关性分析

指标	海拔	经度	纬度	最湿季降水量	最暖季降水量	最暖季平均温	最干月降水量	年平均气温	生境适宜度	多糖
海拔	1.000	-0.690**	-0.734**	0.323	0.252	-0.775**	-0.036	-0.037	0.324	-0.019
经度	-0.690**	1.000	0.437**	0.221	0.315	0.328	0.455**	-0.043	-0.207	-0.046
纬度	-0.734**	0.437**	1.000	-0.556**	-0.292	0.521**	-0.464**	-0.509**	-0.405*	-0.127
最湿季降水量	0.323	0.221	-0.556**	1.000	0.880**	-0.555**	0.536**	0.186	0.114	-0.173
最暖季降水量	0.252	0.315	-0.292	0.880**	1.000	-0.636**	0.441**	-0.174	0.062	-0.275
最暖季平均温	-0.775**	0.328	0.521**	-0.555**	-0.636**	1.000	-0.080	0.436*	-0.154	0.183
最干月降水量	-0.036	0.455**	-0.464**	0.536**	0.441**	-0.080	1.000	0.402*	0.265	-0.024
年平均气温	-0.037	-0.043	-0.509**	0.186	-0.174	0.436*	0.402*	1.000	0.241	0.243
生境适宜度	0.324	-0.207	-0.405*	0.114	0.062	-0.154	0.265	0.241	1.000	-0.037
多糖	-0.019	-0.046	-0.127	-0.173	-0.275	0.183	-0.024	0.243	-0.037	1.000

注："*"表示在95%的置信度下相关性显著；"**"表示在99%的置信度下相关性显著。

太子参样品生境适宜度最小，仅为7.9118%，但其多糖含量较高，达33.42%。通过ArcMap提取了34个采样点的最湿季降水量、最暖季降水量、最暖季平均温、最干月降水量及年平均气温5个对太子参生长贡献率较大的连续型气候因子数据。相关分析结果显示，生境适宜度与5个气候因子均无显著相关性（$P > 0.05$），且多糖也与其他指标无显著相关性（$P > 0.05$）。说明太子参多糖这一指标与环境因子的相关性不明显，不是环境主导型的化学成分指标。

4. 结论

通过对环境指标的优选并结合生产实际，得到太子参优生生长环境：最适宜的最干月降水量为20～60mm；土壤类型为不饱和薄层土（Dystric Leptosols）、饱和黏磐土即黄棕壤（Eutric Planosols）、深色淋溶土即黄壤（Chromic Luvisols）、黄红壤（Ferric Alisols）；最暖季平均温为215～305mm最适宜太子参生长；等温性（昼夜温差月均值与年均温变化范围的百分比）为18%～35%；最适宜的坡向为西向；最适宜的年平均气温为120～210mm；最暖季降水量为350～1200mm。

传统的中药材市场是以外观品质作为定价依据，已有的研究表明多糖含量的高低可间接反映药材品质的好坏。因此，基于太子参多糖指标进行生态适宜区划，在验证基于环境因子的区划结果的准确性的同时，可综合得到既满足适宜种植生长又保证药材质量的种植区。从本文分析结果来看，太子参最适宜的种植区主要有：贵州省黔东南州的雷山县、施秉县、黄平县、凯里市、麻江县、丹寨县，黔南州的福泉市、都匀市、龙里县、贵定县、瓮安县、平塘县东部，贵阳市清镇市、修文县、息烽县、开阳县，毕节黔西县、金沙县，遵义市汇川区、红花岗区、播州区、仁怀市东南部、湄潭县、桐梓县中部，铜仁松桃县。重庆市黔江区、酉阳县、彭水县。四川省乐山市马边县，眉山市乐寿县，成都市崇州市、双流区。湖南省常德市石门县，张家界市桑植县，湘西州龙山县、花垣县。河南省南阳市桐柏县，驻马店市泌阳县，信阳市平桥区、潢川县、固始县。安徽省六安市，宣城市宣州区、广德市、泾县，黄山市黄山区。江苏省镇江市句容市，南京市江宁区，南通市海安县、如皋市，泰州市兴化市、泰兴市、姜堰市，盐城市盐都区。浙江省湖州市长兴县、安吉县，杭州市萧山区，绍兴市新昌县，台州市天台县。福建省宁德市福鼎市、福安市、寿宁县、柘荣县、霞浦县、蕉城区、屏南区，福州市晋安区、罗源县、连江县、闽侯县、永泰县，南平市建瓯市、政和县、蒲城县，泉州市德化县，龙岩市连城县东部。江西省赣州市崇义县，郴州市桂东县中西部。此外，山东临沂市和台湾桃园县、花莲县等地区也适宜种植。

四、太子参主要病虫害种类调查及防治

通过对贵州施秉县、黄平县等主要太子参种植基地进行实地调研，总结太子参病虫害种类及防治方法。

1. 主要病害种类与危害症状

经田间调查，以施秉、黄平为代表的贵州黔东南地区，太子参种植过程中发生普遍、为害严重的病害包括：太子参花叶病 *Tobacco Mosaic Virus*（TMV）、太子参叶斑病 *Srptoria sp.*、太子参黑斑病 *Alternaria tenuis*、太子参根腐病 *Fusarium oxysporum* 和太子参白绢病 *Sclerotinm rolfsii* 等；主要的虫害有：小地老虎 *Agrotis ypsilon*、蛴螬 *Anomala corpulenlenta*、蝼蛄 *Gryllotalpa orjehtalis*、白蚁和蚜虫 *Macrosiphnm avenae*。

（1）花叶病：太子参花叶病，又称病毒病，由病毒引起，目前是太子参最主要、最重要的病害之一。植株感染后的发病期从2月下旬到5月中旬，4月中旬为发病高峰，病株率达30%～40%。感病植株叶片呈花叶状，植物萎缩，块根变小。病毒在病株的块根内越冬，以感病的块根为寄主繁殖，造成次年病害发生。传播途径主要为带毒种根、土壤、蚜虫等。

（2）叶斑病：叶斑病是由半知菌亚门，球壳孢目茎点霉属的病原菌侵染引起的，其病原菌以分生孢子在病残组织上越冬，隔年随风雨传播，从叶片伤口及气孔处侵入。受感植株发病初期在叶片上产生暗绿色水渍状的不规则小黑点，后扩大为灰白色或淡褐色斑块，边缘褐色或淡褐色，后期病斑上着生小黑点（分生孢子盘），干燥时呈水渍状穿孔，潮湿时形成褐色腐烂。叶斑病通常是每年4月份开始发生，尤其在春季多雨时节更易爆发，严重时造成植株枯萎死亡，叶斑病的产生成为制约太子参产量的瓶颈之一。

（3）黑斑病：黑斑病菌属半知菌亚门，交链孢属细交链孢菌 *Alternaria tenuis*，是太子参的一种重要病害，黑斑病可严重影响到太子参的生产及其药性。受感后的植株叶片上产生凹陷的圆形或梭形小斑，后逐渐扩大成近圆形或不规则

形，中心灰白色，边缘黑褐色，潮湿时病斑表面密生黑色霉状物。

（4）根腐病：太子参根腐病病原属半知菌亚门，镰孢霉属，尖孢镰刀菌 *Fusarium axysporum*，主要通过带病菌块根传播。由于太子参的习性耐寒，冬季地上部叶片凋落后，根系在土壤中仍可安全越冬。染病的块根携带病原菌在土壤中越冬后，于次年5月初开始发病，病菌可从伤口侵入或直接侵入根系内，在太子参块根移栽后的夏季，即5月中旬至7月上旬发病严重。在土壤湿度大、雨水多或者地下线虫、根螨活跃的情况下发病较重。

（5）白绢病：太子参白绢病的病原菌为半知菌亚门，小核菌属，齐整小核菌*Sclerotium rolfsii*，6月下旬到7月上旬之间为发病盛期，在生长后期到留种期发病重，但发生面积不大。白绢病主要发生在近地面的茎基部，植株周围出现许多白色绢丝状物，地上部茎叶的症状不明显。发病后期在病部产生许多油菜籽状棕褐色菌核，严重时菌丝可蔓延到植株周围的地标。雨后高温、排水不良的时候发病较多。

2. 主要虫害种类与危害症状

（1）小地老虎：鳞翅目夜蛾科害虫，别名土蚕或地蚕。小地老虎是太子参生长过程中常见的地下害虫，主要是第一代幼虫为害太子参幼苗根茎。早春的4～5月份时小地老虎的幼虫咬断太子参幼苗根茎，造成缺窝断行。进入5月份之后，幼虫开始啃食太子参地下块根，被小地老虎的幼虫啃食后所造成的伤口容易被根腐病或紫纹羽病的病原侵染，继而导致病害的传播与爆发。

（2）蛴螬：鞘翅目金龟子科铜绿丽金龟的幼虫。该虫一年发生1代，老熟幼虫可越冬，次年4月中旬开始为害，7月上旬至8月下旬成虫产卵后，新一代的幼虫为害太子参。初期蛴螬在地下啃食太子参萌发的种子、咬断幼苗，中、后期啃食太子参块根，致使全株死亡。

（3）蚜虫：包括蚜总科下所有成员，属同翅目蚜科害虫，别称腻虫或蜜虫。在4月上旬至6月下旬，太子参出苗后，越冬蚜虫迁入，群集在茎叶上刺吸太子参组织的营养和水分，同时能够传播病毒造成太子参花叶病等。蚜虫的侵入严重影响了太子参的生长。

3. 目前生产上的综合防治措施

（1）综合防治原则：①农业防治种子经0℃处理40天后播种，培育出不带病毒的实生苗，或用茎尖组织培养，培育无毒苗。植株地上部分枯萎后及时清除病残体，集中烧毁或深埋。与禾本科作物轮作3～4年，有条件的地区，实行水旱轮作或选择新开垦地种植。开沟排水、中耕除草、降低田间湿度，发现病叶及时摘除；及时铲除行间杂草和种子萌发小苗，促进厢面空气流动，增强光合作用，抑制病原菌的萌发、滋生和传播。②物理防治用简单工具或光、热、温度及动物的趋性来防治病虫害。利用频振式杀虫灯诱杀成虫，达到降低田间落卵量；利用虫对糖、酒、醋的趋性进行诱杀；在幼虫盛发期进行人工捕杀幼虫；播种前深翻晒土杀虫灭菌。③化学防治使用高效、低毒、低残留的环境友好农药品种，禁止使用高毒、高残留等国家及行业明令禁止使用的农药。农药使用必须遵行科学、合理、经济、安全的原则，控制使用次数和用量。

（2）具体防治方法：①立枯病和紫纹羽病：加强田间管理，雨后及时排水，降低田间湿度；勤除草松土，发现病株及时拔除，在病穴周围撒上石灰消毒。②叶斑病：是由病毒引起，受害植株叶片呈花叶状，植株萎缩，块根变小，产量下降。防治方法：块根收获后彻底清理枯枝残体，集中深埋或烧毁；严格实行轮作；发病初期喷50%多菌灵500～1000倍液，或70%甲基托布津800倍液，每隔7～10天喷1次，连续2～3次；发病严重时，喷苯醚甲环唑或戊唑醇1500倍液，每隔10天喷1次，连续2～3次。③根腐病：栽种前种参用50%多菌灵500倍液浸种20～30分钟进行消毒；发病期用70%甲基托布津1000倍液，或用50%多菌灵800～1000倍液，或用40%的根腐宁1000倍液，或用75%百菌清1000倍液浇灌病株根部。④病毒病：加强选种，淘汰病株，选择无病植株、抗病性较强的植株作种；增施磷钾肥，增强植株对病毒的抵抗力；用种子复壮时，种子经0℃低温处理40天播种；整地时用50%多菌灵400g稀释800～1000倍喷于土表进行土壤消毒；发病期用20%病毒A可湿性粉剂100g兑水50kg，喷雾，或用3.85%病毒毕克水乳剂100ml兑水50kg，喷雾。⑥灰霉病：从4月初开始喷1∶1∶100的波尔多液，每隔10～14天喷1次，连续3～4次；发病时，用50%异菌脲或嘧霉胺800倍液喷施。⑦虫害虫病严重时：用50%多菌灵100倍，或75%辛硫磷乳油700倍液浇灌植株周围及土面，或用麦麸、豆饼等50kg炒香，加90%美曲膦酯原药0.5kg，加水50kg诱杀。傍晚进行，每亩施1.5～2kg。

太子参种植技术规范（草案）

1. 范围

本标准规定了太子参种植技术的术语、定义、产地环境、选地、整地、播种、田间管理、病虫害防治等技术要求。

本标准适用于中华人民共和国境内太子参种植生产。

2. 规范性引用文件

下列文件中的条款通过本标准的引用而成为本标准的条款。凡是注日期的引用文件，其随后所有的修改单（不包括勘误的内容）或修订版均不适用于本标准，然而，鼓励根据本标准达成协议的各方研究是否可使用这些文件的最新版本。凡是不注日期的引用文件，其最新版本适用于本标准。

GB 3095–2012 环境空气质量标准

GB 5084 农田灌溉水质量标准

GB 15618–2018 土壤环境质量 农用地土壤污染风险管控标准（试行）

GB/T 8321 农药合理使用准则1–7

GB/T 18407.1–2001 农产品安全质量 无公害蔬菜产地环境要求

NY/T 394–2013 绿色食品 肥料使用准则

NY/T 2798.1–2015 无公害农产品 生产质量安全控制技术规范

3. 术语和定义

3.1 种参

用于种植栽培的太子参新鲜块根。

3.2 繁殖

种植栽培中产生新太子参块根的过程。

4. 繁殖方式

应以种参为繁殖材料，采用无性繁殖。以种子繁殖的块根为初代种参，做为种参的块根不宜超过三代。

5. 产地环境

产地环境质量应符合GB/T 18407.1《农产品安全质量 无公害蔬菜产地环境要求》的规定。

5.1 生态环境要求

5.1.1 海拔 适宜海拔在650～1300m。

5.1.2 温度 生长期最冷月（1月）的月平均气温不低于2℃，最热月（7月）的月平均气温不高于28℃，适宜年平均气温14～16℃，10℃及10℃以上年积温5000～6000℃。

5.1.3 无霜期 无霜期255～294天。

5.1.4 光照 年日照时数1060～1350小时，光能年总辐射率350J/cm²左右。

5.1.5 水分 适宜年平均降雨量1000～1200mm，4～9月占总降雨量的75%。

5.1.6 土壤 以红壤、黄壤、棕壤为主，pH值6.0～7.2，中性偏微酸性砂质壤土或腐殖质壤土，土层疏松肥沃，富含有机质，土层厚度30cm以上。

5.1.7 地形地势 坡度应在10°～25°，向阳坡地或地势较高的平地，通风和排灌条件好。

5.2 环境质量要求

5.2.1 土壤 应符合土壤质量GB 15618二级标准。

5.2.2 灌溉水 应符合农田灌溉水质量GB 5084标准。

5.2.3 空气 应符合空气质量GB 3095二级标准。

6. 选地

选择丘陵坡地或地势较高的平地，以生荒地或与禾本科作物轮作三年以上的地为宜，土壤应为深厚、肥沃、疏松、排水良好的砂质壤土或腐殖质壤土，pH值中性偏微酸性。忌选连作地，前茬忌烟草。

7. 整地

前作物收获后，将土壤翻耕25～30cm，每亩施入40%辛硫磷15g；约20天后，耕翻20cm以上，每亩施腐熟过的农家肥或堆肥1500～2000kg，耙细、耙均。栽种前，每亩施复合肥20kg左右、钾肥20kg左右、磷肥150kg、菌肥2kg左右，撒入土中作种肥。作厢，厢宽70～90cm，厢长依据地块而定，一般不超过10m。坡地宜顺坡开厢，沟深25cm左右，平地沟深25cm以上，厢面作呈龟背状，四周开好排水沟。

8. 播种

8.1　种参选择

选择单个苗重为0.75～0.95g，直径为5.0～6.0mm，芽头饱满、参体匀称、无分叉、无破损、无病虫害的块根作为种参。

8.2　种参处理

播种前用50%多菌灵可湿性粉500倍液浸种20～30分钟，取出沥干，用清水清洗残留药液，晾干表面水。

8.3　播种时间

10月下旬至11月上旬。

8.4　用种量

每亩用种参40kg左右。

8.5　播种方法

用条播或撒播。

8.5.1　条播　在厢面上开沟，行距13cm左右，沟深10cm左右，按株距5~7cm摆放种参，参头（芽头）朝上。

8.5.2　撒播　在厢面上按株行距8cm×13cm或6cm×15cm，品字形摆放种参，参头（芽头）朝一个方向。细土覆盖厚度6~8cm，覆土后厢面呈弓背形，轻轻压实厢面土壤。

9. 田间管理

9.1　中耕除草

3月上旬，参苗齐苗后进行浅中耕除草，5月上旬，参苗封行后，停止中耕，坚持除草。

9.2　定苗

4月中旬，参苗封行前拔除病株、弱株。

9.3　追肥

结合中耕除草进行第一次追肥，每亩施钙镁磷肥25kg左右、钾肥10kg左右、高效复合肥20kg左右，肥料均匀撒于厢面，宜在阴天或雨前施肥。4月中下旬进行第二次追肥，每亩施磷酸二氢钾5kg左右，配成0.5%溶液进行叶面喷施，早晚进行。

9.4　排灌水

9.4.1　排水　定期检查沟和厢面，清除沟中积土，保持厢面平整，大雨后及时疏沟排水。

9.4.2　灌水　叶片出现轻度萎蔫时，人工灌溉，以距地面10cm左右的耕作层浇透为宜，早晚进行。

10. 病虫害防治

10.1　综合防治原则

太子参的病虫害防治应该遵循"预防为主，综合防治"的原则，通过选育抗病性强品种、有性繁殖种苗复壮、科学施肥、加强田间管理等措施，综合利用农业防治、物理防治、配合科学合理的化学防治，将有害生物控制在允许范围内。农药优先选用生物农药，其次选用化学农药，防治时应有限制地使用高效、低毒、低残留的农药，并严格控制浓度、用量、施用次数，安全使用间隔期遵守国标GB8321.1~7，没有标明农药安全间隔期的品种，收获前30天停止使用，执行其中残留量最大有效成分的安全间隔期。

10.2　综合防治措施

10.2.1　农业防治　培育无毒种苗。种子经0℃处理40天后播种，培育出不带病毒的实生苗，或用茎尖组织培养，培育无毒苗。

选择无病株留种。植株地上部分枯萎后及时清除病残体，集中烧毁或深埋。

实行轮作。与禾本科作物轮作3~4年，有条件的地区，实行水旱轮作或选择新开垦地种植。

加强田间管理。开沟排水、中耕除草、降低田间湿度，发现病叶及时摘除；及时铲除行间杂草和种子萌发小苗，促进厢面空气流动，增强光合作用，抑制病原菌的萌发、滋生和传播。

合理施肥。施足底肥，增施磷、钾肥，培育壮苗，增强抗病力。

10.2.2　物理防治　用简单工具或光、热、温度及动物的趋性能来防治病虫害。利用频振式杀虫灯诱杀成虫，达到降低田间落卵量；利用虫对糖、酒、醋的趋性进行诱杀；在幼虫盛发期进行人工捕杀幼虫；播种前深翻晒土杀虫灭菌。

10.2.3　化学防治　使用高效、低毒、低残留的环境友好农药品种，禁止使用高毒、高残留等国家及行业明令禁止使用的农药。农药使用必须遵行科学、合理、经济、安全的原则，控制使用次数和用量。

10.3　具体防治方法

10.3.1　立枯病和紫纹羽病　加强田间管理，雨后及时排水，降低田间湿度；勤除草松土，发现病株及时拔除，在病穴周围撒上石灰消毒。

10.3.2　叶斑病　块根收获后彻底清理枯枝残体，集中深埋或烧毁；严格实行轮作，不宜重茬；发病初期喷50%多菌灵500~1000倍液，或70%甲基托布津800倍液，每隔7~10天喷1次，连续2~3次；发病严重时，喷苯醚甲环唑或戊唑醇1500倍液，每隔10d喷1次，连续2～3次。

10.3.3   根腐病   栽种前种参用50%多菌灵500倍液浸种20～30分钟进行消毒；生长期注意雨后及时疏沟排水；发病期用70%甲基托布津1000倍液，或用50%多菌灵800～1000倍液，或用40%的根腐宁1000倍液，或用75%百菌清1000倍液浇灌病株根部。

10.3.4   病毒病   加强选种，淘汰病株，选择无病植株、抗病性较强的植株作种；增施磷钾肥，增强植株对病毒的抵抗力；用种子复壮时，种子经0℃低温处理40d播种；整地时亩用50%多菌灵400g稀释800～1000倍喷于土表进行土壤消毒；发病期亩用20%病毒A可湿性粉剂100g兑水50kg，喷雾，或亩用3.85%病毒毕克水乳剂100ml兑水50kg，喷雾。

10.3.5   灰霉病   从4月初开始喷1∶1∶100的波尔多液，每隔10～14天喷1次，连续3～4次；发病时，用50%异菌脲或嘧霉胺800倍液喷施。严格实行轮作，不宜重茬。

10.3.6   虫病   虫病严重时，用50%多菌灵100倍，或75%辛硫磷乳油700倍液浇灌植株周围及土面，或用麦麸、豆饼等50kg炒香，加90%美曲膦酯原药0.5kg，加水50kg诱杀。傍晚进行，每亩施1.5～2kg。

11. 关键栽培技术

11.1 种源选择

选择苗期长，植株主茎粗，主茎节间长，地上闭锁花花梗不明显，地下块根数、地下生物量较高的植株作栽培种源。

11.2 作厢

以厢宽70～90cm，厢长10m以下，厢高25cm以上为宜。

11.3 选地

选择丘陵坡地或地势较高的平地，以深厚、肥沃、疏松、排水良好的沙壤土或腐殖质壤土为好，pH值为中性偏微酸性。

11.4 播种方法

在厢面上按株行距8cm×13cm或6cm×15cm，品字形摆放种参，参头（芽头）朝一个方向。细土覆盖厚度6～8cm，覆土后厢面呈弓背形。

11.5 轮作

忌连作，与禾本科作物轮作3～4年。

第六章

太子参药材采收、加工技术规范研究

合理的采收，是从源头上保证中药材产量和质量的关键。一般来说，药材产量和次生代谢产物的积累会随植株的繁茂枯萎呈现规律性的变化。通过动态检测太子参生物量和质量的变化，分析和探讨太子参药材产量和次生代谢产物的积累变化规律，确定最佳采收期，为太子参药材采收规范的制定提供依据。

产地加工是形成商品药材的重要环节，可以起到去除其非药用部位以净制、终止其生理生活状态以利干燥等目的，同时通过适宜的产地加工方法，可以使药材中药效物质得到最大保留。调研发现，目前各大产区的太子参药材加工方式不一，尚未形成统一的产地加工规范，干燥过程的随意性、盲目性较强，导致太子参商品药材质量不均一。干燥是太子参药材产地加工过程中的关键环节，通过研究不同加工方式对太子药材外观性状和内在质量的影响，优选太子参的最佳干燥方式，为太子参药材产地加工规范的制定提供依据。

一、采收时间对太子参生物量与次生代谢物积累影响分析

1. 实验材料

太子参药材采自贵州省三泓药业股份有限公司太子参种植基地，以块根繁殖的栽培类型编号为XZ-1、XZ-2、XZ-3，包括以XZ-1种子繁殖的植株样本XZ-1Y。共3个栽培类型，2种繁殖材料，4个分析对象。

2. 研究方法

（1）取样方法：以10天为一观察、采集周期，对大田种植的3种太子参栽培类型（4个分析对象）进行全株采样。每个栽培类型每次各采样10株，其中2011年3月30日至8月1日采集无性繁殖的XZ-1、XZ-2、XZ-3类型，采样13次，3个栽培类型各得130株样本；2011年5月20日至8月1日采集有性繁殖的

XZ-1Y类型，采样8次得到80株样本。共得实验分析样品470份。

（2）生物量的测定：太子参无性繁殖地下部分3月份即开始膨大，因此对XZ-1，XZ-2和XZ-3的生物量有效测定从3月开始。有性繁殖实生苗至4月底地下部分仍然以须根为主，5月开始须根逐渐膨大，因此，对XZ-1Y的生物量有效测定从5月开始。用自来水洗净植株表面泥土，地上茎叶和地下块根分开，低温烘干，分别用电子天平进行称重，地下块根保留用于含量测定。

（3）太子参环肽B含量的测定：参照2010版《中国药典》"太子参"含量测定项下方法检测。

3. 结果与分析

（1）无性繁殖太子参在不同生长时间的生物量变化规律：从3个栽培类型地下生物量占总生物量的百分率来看，3月～8月，XZ-1块根的变化范围为17.46%～83.32%，XZ-2为25.46%～68.63%，XZ-3为13.36%～78.24%。总体而言，3个栽培类型随着生长时间的延伸，地下生物量占总生物量的百分比呈上升趋势，而7月10日至8月1日则增加趋势变得平缓（表6-1）。

表6-1　太子参在不同生长时间地下生物量占总生物量的百分比（n=10，x±s）

采收日期	XZ-1/%	XZ-2/%	XZ-3/%
3月30日	18.49 ± 7.01a	41.06 ± 5.92b	20.60 ± 3.33a
4月10日	19.54 ± 8.27a	38.95 ± 5.47b	23.68 ± 7.44a
4月20日	18.46 ± 8.15ab	25.46 ± 6.91b	16.34 ± 8.27a
4月30日	17.46 ± 3.56a	38.43 ± 8.83b	13.36 ± 5.46a
5月10日	20.18 ± 7.72a	36.52 ± 11.87b	21.23 ± 4.41a
5月20日	28.50 ± 9.99a	43.40 ± 10.05b	31.95 ± 10.22a
5月30日	52.23 ± 10.62a	62.03 ± 7.69b	42.06 ± 9.68c
6月10日	62.45 ± 6.17a	57.32 ± 13.98a	43.39 ± 14.51b
6月20日	71.39 ± 13.08a	62.01 ± 12.83a	65.78 ± 8.37a
7月1日	74.05 ± 12.43a	67.85 ± 13.23a	73.26 ± 12.92a
7月10日	79.56 ± 8.38a	68.57 ± 8.63b	76.79 ± 9.12a
7月20日	82.90 ± 10.27a	68.56 ± 8.39b	70.41 ± 5.99a
8月1日	83.32 ± 6.34a	68.63 ± 6.06b	78.24 ± 9.99a

注：差异显著性分析取α=0.05水平，同行字母不同为差异显著。

地下生物量的变化趋势可分为缓慢增长期（Ⅰ期）、快速增长期（Ⅱ期）和下降期（Ⅲ期）。其中3个类型Ⅰ期均在3月30日至5月20日之间，以块根生长平缓为特征。3个类型在Ⅱ期表现差异较大，以XZ-3时间最长，从5月20日至7月10日，为50天；XZ-1次之，从5月20日至7月1日，为40天；XZ-2最短，从5月20日至5月30日，为10天。之后进入下降期。从地下生物量达到最高积累值的时间来看，XZ-3在7月10日生物量为10.40g/株；XZ-1在7月1日生物量为9.86g/株；XZ-2在6月20日生物量为3.61g/株。从地下生物量的变化特征来看，建议将采收期定在7月中上旬（表6-2）。

表6-2　不同生长时间太子参地下生物量变化规律（n=10，x±s）

采收日期	XZ-1/（g/株）	XZ-2/（g/株）	XZ-3/（g/株）
3月30日	0.17 ± 0.07a	0.08 ± 0.02b	0.15 ± 0.06a
4月10日	0.28 ± 0.08a	0.15 ± 0.04b	0.21 ± 0.11ab
4月20日	0.29 ± 0.14a	0.21 ± 0.09b	0.37 ± 0.08a
4月30日	0.36 ± 0.11a	0.58 ± 0.14b	0.35 ± 0.13a
5月10日	0.60 ± 0.38a	0.94 ± 0.45b	0.59 ± 0.14a
5月20日	1.24 ± 0.64a	1.30 ± 0.46a	1.25 ± 0.55a
5月30日	4.97 ± 2.16a	3.32 ± 0.69b	2.40 ± 0.91c
6月10日	7.47 ± 2.73a	3.60 ± 0.65b	4.08 ± 1.22b
6月20日	8.57 ± 2.01a	3.61 ± 1.19b	8.43 ± 2.05a
7月1日	9.86 ± 2.06a	3.40 ± 0.64b	9.85 ± 3.31a
7月10日	9.42 ± 2.88a	2.76 ± 0.94b	10.39 ± 1.68a
7月20日	7.94 ± 2.73a	2.63 ± 0.76b	8.90 ± 2.22a
8月1日	8.29 ± 3.41a	2.64 ± 0.43b	8.18 ± 2.29a

注：差异显著性分析取α=0.05水平，同行字母不同为差异显著。

从地上生物量的变化趋势来看，3个栽培类型基本一致。3月30日至6月10日，地上生物量的积累逐渐增加，均在6月10日达到最高，其中以XZ-3最高，平均为5.33g/株；XZ-2最低，平均为2.68g/株。6月20日以后，地上生物量开始下降（表6-3）。

表6-3　同生长时间太子参地上生物量的变化规律（n=10，x±s）

采收日期	XZ-1/（g/株）	XZ-2/（g/株）	XZ-3/（g/株）
3月30日	0.74 ± 0.53a	0.12 ± 0.04b	0.59 ± 0.24a
4月10日	1.14 ± 0.41a	0.24 ± 0.06b	0.67 ± 0.17c
4月20日	1.29 ± 0.55a	0.60 ± 0.26b	1.88 ± 0.73c
4月30日	1.69 ± 0.65a	0.93 ± 0.34b	2.30 ± 0.46c
5月10日	2.36 ± 1.51a	1.63 ± 0.64b	2.01 ± 0.61ab
5月20日	3.12 ± 1.43a	1.69 ± 0.49b	2.67 ± 1.37ab
5月30日	4.55 ± 1.67a	2.03 ± 0.74b	3.31 ± 1.76c
6月10日	4.49 ± 1.54a	2.68 ± 1.19b	5.33 ± 2.53a
6月20日	3.95 ± 1.76a	2.19 ± 0.56b	4.38 ± 1.83a
7月1日	3.30 ± 1.99a	1.61 ± 1.16b	3.60 ± 1.73a
7月10日	2.20 ± 0.89ab	1.27 ± 0.44b	3.14 ± 1.50a
7月20日	1.64 ± 0.93a	1.21 ± 0.29a	2.79 ± 1.41b
8月1日	1.67 ± 0.46a	1.20 ± 0.34a	2.20 ± 0.61b

注：差异显著性分析取α=0.05水平，同行字母不同为差异显著。

（2）不同繁殖方式太子参生物量变化规律：随着生长日期的延伸，XZ-1（无性繁殖）和XZ-1Y（有性繁殖）地下生物量占总生物量的百分比不断增加；在5月30至7月20日之间，XZ-1地下生物量占总生物量的百分比显著高于XZ-1Y；而7月20日至8月1日，XZ-1和XZ-1Y地下生物量占总生物量的比例趋同，二者无显著差异（表6-4）。

表6-4　不同繁殖方式太子参地下生物量占总生物量的百分比（n=10，x±s）

采收日期	XZ-1Y/%	XZ-1/%	采收日期	XZ-1Y/%	XZ-1/%
3月30日	—	18.49 ± 7.01	5月10日	—	20.18 ± 7.72
4月10日	—	19.54 ± 8.27	5月20日	28.61 ± 4.32a	28.50 ± 9.99a
4月20日	—	18.46 ± 8.15	5月30日	24.08 ± 2.57a	52.23 ± 10.62b
4月30日	—	17.46 ± 3.56	6月10日	42.48 ± 4.20a	62.45 ± 6.17b

续表

采收日期	XZ-1Y/%	XZ-1/%	采收日期	XZ-1Y/%	XZ-1/%
6月20日	59.60 ± 9.83a	71.39 ± 13.08b	7月20日	64.95 ± 8.23a	82.90 ± 10.27b
7月1日	53.82 ± 5.78a	74.05 ± 12.43b	8月1日	81.92 ± 8.86a	83.32 ± 6.34a
7月10日	59.15 ± 5.04a	79.56 ± 8.38b			

注: XZ-1Y为种子萌发植株样本, 5月20日以前地下生物量积累未达到测量指标, "—"表示未获得测量数据。差异显著性分析取α=0.05水平, 同行字母不同为差异显著。

从地上生物量变化来看, XZ-1具有明显的峰值, 从3月30日至5月30日地上生物量逐渐增加, 最高达4.55g/株; 6月10日以后地上生物量逐渐下降。XZ-1Y无明显的峰值, 在5月20日至7月1日, 地上生物量逐渐增加, 最高为1.81g/株; 7月1日至7月20日处于平恒状态, 7月20日后逐渐下降, 生物量下降日期明显比无性繁殖延后近40天。整个生育期, XZ-1地上生物量均显著高于XZ-1Y（表6-5）。

从地下生物量变化来看, XZ-1先升后降, XZ-1Y呈现较缓慢上升过程, 同一时期地下生物量XZ-1均显著高于XZ-1Y; XZ-1在7月1日达最高地下生物量, 为9.86g/株; XZ-1Y在8月1日达最高地下生物量, 为3.52g/株（表6-6）。

表6-5   不同繁殖方式太子参地上生物量变化规律（n=10, x±s）

采收日期	XZ-1Y/（g/株）	XZ-1/（g/株）	采收日期	XZ-1Y/（g/株）	XZ-1/（g/株）
3月30日	—	0.74 ± 0.53	6月10日	1.00 ± 0.13b	4.49 ± 1.54a
4月10日	—	1.14 ± 0.41	6月20日	1.16 ± 0.60b	3.95 ± 1.76a
4月20日	—	1.29 ± 0.55	7月1日	1.81 ± 0.87b	3.30 ± 1.99a
4月30日	—	1.69 ± 0.65	7月10日	1.72 ± 0.36b	2.20 ± 0.89a
5月10日	—	2.36 ± 1.51	7月20日	1.71 ± 0.74b	1.64 ± 0.93a
5月20日	0.41 ± 0.14b	3.12 ± 1.43a	8月1日	0.78 ± 0.18b	1.67 ± 0.46a
5月30日	0.78 ± 0.13b	4.55 ± 1.67a			

注: XZ-1Y为种子萌发植株样本, 5月20日以前地下生物量积累未达到测量指标, "—"表示未获得测量数据。差异显著性分析取α=0.05水平, 同行字母不同为差异显著。

表6-6　不同繁殖方式太子参地下生物量变化规律（n=10，x±s）

采收日期	XZ-1Y/（g/株）	XZ-1/（g/株）	采收日期	XZ-1Y/（g/株）	XZ-1/（g/株）
3月30日	—	0.17 ± 0.07	6月10日	0.74 ± 0.10b	7.47 ± 2.73a
4月10日	—	0.28 ± 0.08	6月20日	1.70 ± 0.92b	8.57 ± 2.01a
4月20日	—	0.29 ± 0.14	7月1日	2.11 ± 0.83b	9.86 ± 2.06a
4月30日	—	0.36 ± 0.11	7月10日	2.48 ± 0.51b	9.42 ± 2.88a
5月10日	—	0.60 ± 0.38	7月20日	1.71 ± 0.74b	7.94 ± 2.73a
5月20日	0.17 ± 0.04b	1.24 ± 0.64a	8月1日	3.52 ± 1.64b	8.29 ± 3.41a
5月30日	0.25 ± 0.04b	4.97 ± 2.16a			

注：XZ-1Y为种子萌发植株样本，5月20日以前地下生物量积累未达到测量指标，"—"表示未获得测量数据。差异显著性分析取α=0.05水平，同行字母不同为差异显著。

（3）次生代谢产物太子参环肽B含量变化规律：无性繁殖材料的样本中太子参环肽B的含量波动较大，有明显的波谷，其中XZ-3的波动最大，有两个明显的波峰。XZ-1和XZ-2在5月上旬含量达到最高，分别为0.0236%和0.0227%，6月20日以后则开始下降，而XZ-3块根中的含量明显偏低。对同一类型、不同繁殖材料的样本而言，有性繁殖块根中太子参环肽的含量明显高于无性繁殖样本，且较稳定。生长期内，有性繁殖太子参环肽B含量波动较小，6月上旬达到最高值后缓慢下降（图6-1）。

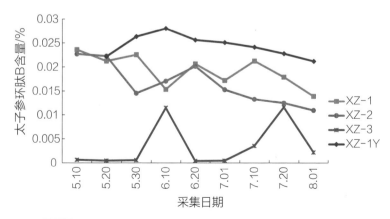

图6-1　不同生长时间太子参环肽B的含量变化n=10，x±s

4. 结论

生长期内，太子参环肽B含量具有明显的波动，总体上在5月中旬以前含量较高，以后逐步下降。结合太子参不同生长时期的生物量及太子参环肽B含量的变化，如XZ-1地下生物量在7月上旬逐渐下降，而太子参环肽B含量仅在6月中旬和7月中上旬较高，且XZ-1在7月上旬出现倒苗，故建议太子参的最佳采收期应为植株倒苗后10d左右。

二、加工干燥方法对太子参药材品质影响分析

1. 实验材料

实验样品采自贵州省黄平县野洞河镇太子参种植基地。样品清洗干净后，分别按如下方法处理：

（1）阴干：将块根置阴凉通风处自然阴干，温度20～25℃；

（2）晒干：将块根置室外日光下晾晒至干，温度25～40℃；

（3）热风干燥：直接热风干燥，将块根置电热鼓风干燥烘箱中，选择50℃、60℃、70℃、80℃ 4个温度分别干燥；

（4）高温预处理热风干燥：将块根置电热鼓风干燥烘箱中，先分别以70℃、80℃烘至须根变脆，再以60℃烘至干；

（5）远红外干燥：将块根置远红外干烘箱中，60℃干燥；

（6）微波真空干燥：将块根置微波真空干燥箱中，采用微波辐射1分钟，停止1分钟的间歇式微波干燥，温度40±2℃（微波真空条件下，此为环境监控最高温度）；

（7）蒸制后干燥：取块根蒸制20分钟，再分别进行阴干、晒干、60℃热风干燥。

2. 研究方法

水分、总灰分及浸出物含量按《中国药典》2015年版（四部通则）测定；粗多糖、总皂苷及太子参环肽B的含量参考文献方法检测。

3. 结果与分析

（1）不同干燥方式对干燥时间及药材性状的影响：干燥速率最快的为微波

真空干燥，仅需3小时；其次为热风干燥，其中80℃热风干燥需13小时，50℃热风干燥需30小时，60℃热风干燥需22小时；远红外干燥速率低于相同温度的热风干燥；阴干需7天，晒干需3天；蒸制操作复杂，且无法提高干燥速率。

微波真空干燥的太子参药材，外观光滑，但因干燥效率极高，内部中空，表面有向内卷曲的纵裂口，质脆易折，品相较差；其他干燥方式的太子参药材，表面具纵皱纹，内部坚实，硬脆，品相均较好（表6-7）。

表6-7 不同干燥方式耗时及性状特点

干燥方式	实测环境温度	干燥耗时	主要性状
阴干	20~25℃	7天	表面浅黄白色，具纵皱纹，内部坚实
晒干	25~40℃	3天	表面浅黄白色，具纵皱纹，内部坚实
50℃热风干燥	50℃	30小时	表面黄白色，具纵皱纹，内部坚实
60℃热风干燥	60℃	22小时	表面黄白色，具纵皱纹，内部坚实
70℃热风干燥	70℃	16小时	表面黄白色，具纵皱纹，内部坚实
80℃热风干燥	80℃	13小时	表面浅黄色，具纵皱纹，内部坚实
70转60℃热风干燥	70℃4小时后转60℃	17.5小时	表面黄白色，具纵皱纹，内部坚实
80转60℃热风干燥	80℃3小时后转60℃	16.5小时	表面浅黄色，具纵皱纹，内部坚实
远红外干燥	60℃	36小时	表面浅黄色，具纵皱纹，内部坚实
微波真空干燥	40±2℃	3小时	表面浅黄白色，较光滑，具向内卷曲的纵裂缝，内部中空
蒸制后60℃热风干燥	蒸制20分钟转置60℃	30小时	表面黄白色，具纵皱纹，内部坚实
蒸制后阴干	蒸制20分钟转置20~25℃	7天	表面黄白色，具纵皱纹，内部坚实
蒸制后晒干	蒸制20分钟转置25~40℃	3天	表面黄白色，具纵皱纹，内部坚实

（2）不同干燥方式对太子参药材水分的影响：各干燥方式处理后，太子参药材的水分在8.92%~11.8%之间，均符合《中国药典》2015年版不过14%的规定。80℃热风干燥的水分为8.92%，显著低于其他干燥方式，且水分多少与温度高低呈负相关趋势（表6-8）。

表6-8 不同干燥方式太子参药材水分及有效成分含量

干燥方式	水分/%	粗多糖含量/%	总皂苷含量/%	太子参环肽B含量/%	浸出物含量/%
阴干	11.38±0.05f	26.73±1.32a	0.8526±0.0126de	0.0207±0.0022a	44.46±0.62c
晒干	10.08±0.11e	20.37±1.95cd	0.7169±0.0315g	0.0182±0.0002bc	43.37±2.35c
50℃热风干燥	10.25±0.09c	20.24±0.83cd	0.9600±0.0402bc	0.0160±0.0008d	44.90±1.04c
60℃热风干燥	10.32±0.05c	22.31±0.93bc	0.8862±0.0127d	0.0182±0.0003ab	41.25±1.51d
70℃热风干燥	9.98±0.30b	21.56±2.54c	0.7805±0.0497f	0.0168±0.0008cd	43.39±0.64c
80℃热风干燥	8.92±0.15a	25.95±4.60bc	1.0170±0.0213ab	0.0168±0.0003cd	43.97±0.51c
70转60℃热风干燥	10.08±0.03b	24.00±0.76b	0.8200±0.0402ef	0.0171±0.0013cd	39.25±0.08d
80转60℃热风干燥	9.99±0.15b	24.08±0.74b	0.7929±0.0387f	0.0172±0.0009cd	40.46±1.46d
远红外干燥	10.04±0.10b	18.68±0.94de	0.9560±0.0210c	0.0169±0.0009cd	46.91±0.53b
微波真空干燥	10.56±0.12d	21.50±1.52c	1.0580±0.0141a	0.0193±0.0011ab	48.24±0.52b
蒸制后60℃热风干燥	10.77±0.07e	17.36±1.59e	1.0763±0.0615a	0.0166±0.001cd	50.78±1.85a
蒸制后阴干	11.88±0.05g	21.98±1.98bc	1.0630±0.0480a	0.0196±0.0013a	51.40±0.67a
蒸制后晒干	11.28±0.08f	16.29±1.01e	1.0480±0.0222a	0.0198±0.0008a	52.34±0.70a

（3）不同干燥方式对太子参药材粗多糖含量的影响：各干燥方式处理后，粗多糖含量在16.29%～26.73%之间。阴干显著高于其他干燥方式，含量为26.73%；70转60℃热风干燥与80转60℃热风干燥无显著性差异，含量仅次于阴干，分别为24.00%、24.08%；50℃、60℃、70℃、80℃热风干燥、蒸制后阴干、晒干间差异不显著，含量分别为20.24%、22.31%、21.56%、25.95%、21.98%、20.37%，均显著高于蒸制后60℃热风干燥（17.36%）、蒸制后晒干（16.29%）。就粗多糖而言，阴干、热风干燥较好（表6-8）。

（4）不同干燥方式对太子参药材总皂苷含量的影响：各干燥方式处理后，总皂苷含量在0.7169%～1.0763%之间。蒸制后60℃热风干燥、蒸制后阴干、微波真空干燥、蒸制后晒干间无显著性差异，含量最高，分别为1.0763%、1.0630%、1.0580%、1.0480%；热风干燥中，80℃热风干燥含量较高（1.0170%），且显著高于70℃转60℃热风干燥（0.8200%）与80℃转60℃热风干燥（0.7929%）。就总皂苷而言，微波、蒸制处理有利于皂苷保留（表6-8）。

（5）不同干燥方式对太子参药材太子参环肽B含量的影响：各干燥方式处理后，太子参环肽B含量在0.0160%～0.0207%之间。阴干、蒸制后晒干、蒸制后阴干、微波真空干燥间无显著差异，分别为0.0207%、0.0198%、0.0196%、0.0193%，均显著高于晒干（0.0182%）、远红外干燥（0.0169%）及除60℃热风干燥（0.0182%）外的热风干燥；热风干燥中，仅60℃热风干燥显著高于50℃热风干燥（0.0160%）。就太子参环肽B而言，阴干、蒸制后晒干、蒸制后阴干、微波真空干燥有利于太子参环肽B的保留（表6-8）。

（6）不同干燥方式对太子参药材浸出物含量的影响：各干燥方式处理后，浸出物含量在39.25%～52.34%之间，均符合《中国药典》2015年版不得少于25%的规定。蒸制后晒干、蒸制后阴干、蒸制后60℃热风干燥间无显著性差异，含量较高，分别为52.34%、51.40%、50.78%；微波真空干燥与远红外干燥无显著性差异，含量次之，分别为48.24%、46.91%；50℃热风干燥、阴干、80℃热风干燥、70℃热风干燥、晒干间无显著性差异，含量较低，分别为44.90%、44.46%、40.46%、39.25%、43.37%；60℃热风干燥、80℃转60℃热风干燥、70℃转60℃热风干燥间无显著性差异，含量最低，分别为41.25%、40.46%、39.25%。就浸出物而言，蒸制、微波、红外处理后更利于浸出物的保留（表6-8）。

（7）各评价指标间的相关性分析：以内在质量为评价指标，优选太子参块根最佳的干燥方式。结果显示：粗多糖含量与总皂苷含量存在显著的负相关，与浸出物含量存在极显著的负相关；总皂苷含量与浸出物含量存在极显著的正相关；太子参环肽B含量与粗多糖含量、总皂苷含量、浸出物含量的相关性不大，均未达到显著水平。由此可见，4个评价指标的含量变化具显著的正相关或负相关关系，无法通过唯一指标评价最佳干燥方式，须对各指标进行综合分析，以得出最优的干燥方式（表6-9）。

表6-9　各评价指标含量的相关性分析

评价指标	粗多糖含量	总皂苷含量	太子参环肽B含量	浸出物含量
粗多糖含量	1	−0.285*	0.019	−0.428**
总皂苷含量	−0.285*	1	0.124	0.555**
太子参环肽B含量	0.019	0.124	1	0.194
浸出物含量	−0.428**	0.555**	0.194	1

注：*在0.05水平（双侧）上显著相关；**在0.01水平（双侧）上极显著相关。

（8）综合评价各干燥方式处理后太子参药材的内在质量：采用层次分析（AHP）软件进行综合评价，阴干综合评分最高，蒸制后阴干次之，80℃热风干燥、60℃热风干燥综合评分分别为第三、第四（表6-10）。

表6-10　层次分析综合评分

干燥方式	综合评分	干燥方式	综合评分	干燥方式	综合评分
阴干	0.9375	80℃转60℃热风干燥	0.8414	晒干	0.8128
蒸制后阴干	0.9198	微波真空干燥	0.8412	蒸制后晒干	0.7667
80℃热风干燥	0.8954	50℃热风干燥	0.8278	远红外干燥	0.7578
60℃热风干燥	0.8679	蒸制后60℃热风干燥	0.8195	70℃热风干燥	0.7501
70转60℃热风干燥	0.8590				

4. 结论

对太子参药材品质进行综合评价认为，阴干太子参药材的内在质量最好，蒸制后阴干次之，但此两种干燥方式处理的药材水分最高，且干燥速率均最低；80℃热风干燥综合评分第三，但其耗能多，成本较高，且过高的温度可能对某些有效成分造成破坏；60℃热风干燥综合评分第四，药材水分较低，干燥速率适中，是目前中药材常用的干燥方式。70℃转60℃热风干燥、80℃转60℃热风干燥、蒸制后60℃热风干燥、蒸制后晒干操作较复杂；微波真空干燥虽然干燥速率最快，但其药材品相最差；远红外干燥、70℃热风干燥太子参药材的内在质量最差。故综合生产成本、操作方便性、干燥速率、药材水分及品质五方面考虑，太子参干燥的方法宜选用60℃热风干燥和晒干。建议采收期降雨量大、空气湿度高的贵州产区以60℃热风干燥为宜；采收期降雨量小、空气湿度低的福建、安徽等主产区的太子参产地干燥以晒干为宜。

太子参药材采收、产地加工技术规范（草案）

1. 范围

本标准规定了太子参药材采收及产地加工的术语和定义、采收、产地加工、包装、贮藏等技术要求。

本标准适用于中华人民共和国境内太子参药材的采收及产地加工。

2. 规范性引用文件

下列文件所包含的条款，通过在本标准中引用而构成为本标准的条款。凡是注日期的引用文件，仅所注日期的版本适用于本文件。凡是不注日期的引用文件，其最新版本（包括所有的修改单）适用于本文件。

GBT 8946-2013 塑料编织袋通用技术要求

GBT 191-2008 包装储运图示标志

GB/T 50331-2002 城市居民生活用水用量标准

《中华人民共和国药典》一部

3. 术语和定义

3.1 太子参块根

石竹科孩儿参属植物孩儿参 *Pesudostellaria heterophylla*（Miq.）Paxex Paxet Hoffm.的新鲜块根。

3.2 太子参药材

经产地加工后，可直接使用或制药的太子参原料药。

3.3 病根

表层变软，有病斑，轻捏出现乳白色或清汁液体的块根。

3.4 伤根

采收时被刨伤或被动物啃食，根部有机械损伤的块根。

3.5 健根

无病虫害、无损伤、无腐烂的块根。

3.6 产地加工

对采挖后的太子参新鲜块根进行净制、干燥、包装的产地初加工。

3.7 包装

运输或仓储过程中用于盛装太子参块根的容器。

4. 采收

4.1 采收前准备

4.1.1 去除杂草 采收前，应先将杂草拔除，统一焚烧或暴晒至死。

4.1.2 采收容器 盛根容器宜使用干燥、无破损的编织袋或麻布袋。编织袋应符合GBT 8946-2013 塑料编织袋通用技术要求。

4.1.3 采收工具 宜使用长约20cm，宽约15cm的钝齿钉耙，应无锈蚀、无污染。

4.2 采收对象

应采收以种根为繁殖材料的太子参块根。以种子为繁殖材料的块根应作为种根，于种植前采收，本标准不予阐述。

4.3 采收时间

应在太子参倒苗约10天后进行采收。避免雨天或雨后采收，以阴天采收为宜。

4.4 采收方法

用钉耙深挖20~25cm，将太子参块根翻出，迅速剔除茎残基、病根、伤根，将健根抖净泥土，装入编织袋或麻布袋内。

5. 产地加工

5.1 生产环境要求

生产环境应干净、整洁，物品放置有序；每日工作结束，应至少进行一次清扫，并做清扫记录。

生产场地应至少包括待清洗区、待干燥区、已干燥区，并标识清楚。

5.2 生产人员要求

生产人员应着装整洁，并持健康证上岗。

5.3 清洗

块根置药材清洗筒中，开通电源，注入流动水冲洗3次，每次15分钟。沥出块根呈黄白色、洁净无泥，沥干水。清洗用水应至少符合GB/T 50331-2002城市居民生活用水用量标准。

5.4 干燥

清洗后的块根均匀平铺在网筛上，厚度以不超过2cm为宜，筛孔1~2mm，网筛可多层摆放，网筛间高度不宜低于10cm。将太子参块根置60℃的烘房内烘4小时，取出放置12小时回汗，再40℃烘房热风烘1小时，取出，鼓风吹净杂质，块根断面呈浅黄白色，质硬脆。干燥后块根含水量不高于14%。

6. 包装

将检验合格的产品按不同商品规格用具内膜的编织袋密封包装。在包装袋上注明产地、等级、净重、毛重、生产日期、生产者、批号等。

7. 贮存

要求运输及仓库环境清洁无异味，通风干燥，避光；远离有毒、有异味、有污染的物品；并应具有防鼠措施。仓库温度应小于20℃，相对湿度应低于65%。

第七章

太子参快速PCR鉴定标准研究

1. 实验材料

收集到贵州施秉、安徽宣城、江苏句容、福建柘荣、山东临沂等地太子参药材，共37份样本，每份样本500～1000g，按产地混合后四分法取100g打粉。另收集到太子参伪品41份，分别为淡竹叶*Lophatherum gracile* Brongn.、宝铎草*Disporum sessile* D. Don、直立百部*Stemona sessilifolia* (Miq.) Miq.、阔叶山麦冬*Liriopes picata* F. T. Wang & Tang、矮小山麦冬*Liriope minor* (Maxim.) Makino、繁缕*Stellaria media* (L.) Cirillo的块根，每份样品50～200g，按产地混合后四分法取样打粉。实验材料信息见表7-1。

表7-1　样品信息

名称	来源	编号	样品数（份）	产地
太子参	*Pseudostellaria heterophylla*	TZS-01	3	安徽宣城市
太子参	*P. heterophylla*	TZS-02	3	江苏句容县
太子参	*P. heterophylla*	TZS-03	7	福建柘荣县
太子参	*P. heterophylla*	TZS-04	8	贵州施秉县
太子参	*P. heterophylla*	TZS-05	3	山东临沂市
太子参	*P. heterophylla*	TZS-06	2	江苏南京市
太子参	*P. heterophylla*	TZS-07	4	贵州黄平县
太子参	*P. heterophylla*	TZS-08	2	福建寿宁县
太子参	*P. heterophylla*	TZS-09	2	安徽霍山县
太子参	*P. heterophylla*	TZS-10	3	贵州平塘县

续表

名称	来源	编号	样品数（份）	产地
直立百部	*Stemona sessilifolia*	BB-01	2	贵州平塘县
蔓生百部	*S. japonica*	BB-02	2	安徽宣城市
蔓生百部	*S. japonica*	BB-03	1	江苏句容县
对叶百部	*S. tuberosa*	BB-04	2	福建柘荣县
淡竹叶	*Lophatherum gracile*	DZY-01	2	江苏句容县
淡竹叶	*L. gracile*	DZY-02	3	安徽宣城市
淡竹叶	*L. gracile*	DZY-03	2	福建柘荣县
阔叶山麦冬	*Liriope spicata*	MD-01	2	贵州施秉县
阔叶山麦冬	*L. spicata*	MD-02	1	江苏句容县
禾叶山麦冬	*L. graminifolia*	MD-03	3	福建柘荣县
禾叶山麦冬	*L. graminifolia*	MD-04	2	安徽宣城市
矮小山麦冬	*L. minor*	MD-05	2	贵州施秉县
矮小山麦冬	*L. minor*	MD-06	3	福建柘荣县
宝铎草	*Disporum sessile*	BDC-01	3	福建柘荣县
宝铎草	*D. sessile*	BDC-02	2	贵州施秉县
繁缕	*Stellaria media*	FL-01	2	福建柘荣县
繁缕	*S. media*	FL-02	3	贵州施秉县
繁缕	*S. media*	FL-03	3	安徽宣城市

2. 研究方法

（1）基因组DNA的提取：称取经预处理的检验样品20mg置2.0ml离心管中；加入200μl提取缓冲液，充分混匀，沸腾的水浴中保存10～15秒，取出；加入

800μl中和缓冲液，充分混匀；12000r/min离心1分钟或静置5分钟；转移500μl上清液至一新的1.5ml离心管，加入500μl中和缓冲液，充分混匀；12000r/min离心1分钟或静置5分钟；转移上清液作为DNA模板待测或–20℃保存备用。每个检验样品必须设置两份平行样，每一次从检验样品提取核酸的过程都必须设置一个提取空白对照。

（2）基因组DNA质量检测：以4μl 0.5μg/μl的标准λ DNA /Hind III为对照，吸取改良CTAB法所得DNA溶液5μl与溴酚蓝（含二甲苯青）2μl混匀后，加入含EB的琼脂糖凝胶中，85V稳定电压电泳50分钟，紫外凝胶成像系统观察，拍照保存。NanoDrop测定DNA的质量和纯度，调整浓度至50ng/μl，–20℃贮存，备用。以基因组DNA为模板，使用通用引物ITS2进行PCR扩增，验证模板DNA的质量，引物序列和扩增条件见表7–2。

表7–2　ITS2引物序列及扩增条件

引物	序列	PCR扩增体系	PCR扩增程序
ITS2F	5'-ATGCGATACTTGG TGTGAAT-3'	25μl体系：Taq酶PCR预混液11μl，上、下游引物各10pmol，DNA模板40ng，dd H_2O补足	94℃预变性5分钟；94℃变性30秒，56℃退火30秒，72℃延伸45秒，35次循环；72℃后延伸2分钟；4℃保存
ITS3R	5'-GACGCTTCTCCAG ACTACAAT-3'		

（3）引物设计：在NCBI（美国国立生物技术信息中心，National Center for Biotechnology Information）数据库中搜索并下载太子参及其混伪品物种的rDNA–ITS片段，运用Clustal X 2.1软件对这些序列进行排序、比对、分析，查找太子参的特异性片段或位点。使用Primer Premier 5.0软件对所得特异性DNA片段或位点设计引物，调整参数使上游引物在太子参的特异性片段内。引物由上海生工生物科技有限公司和北京博迈德生物有限公司代为合成。

（4）引物筛选与验证：根据引物序列Tzs–1F/Tzs–1R、Tzs–2F/Tzs–2R、Tzs–3F/Tzs–3R的Tm值（DNA熔解温度）及扩增产物的长度，设置PCR扩增体系与扩增程序以筛选特异性引物（表7–3）。

表7-3　引物及其PCR反应条件

引物	序列	扩增体系	扩增程序
Tzs-1F	5'-AGCAGAACGACCA GCGAACA-3'		95℃预变性2分钟；95℃变性20秒，55℃、57℃、59℃、61℃退火45秒，72℃延伸1分钟，共35次循环；72℃后延伸2分钟；4℃保存
Tzs-1R	5'-CGGTGAGGCAC GGGAAAC-3'		
Tzs-2F	5'-TACTTGCTCCTGC GTTCG-3'	25μl体系：Taq酶PCR预混液13μl，上、下游引物各10pmol，DNA模板40ng，dd H₂O补足	95℃预变性2分钟；95℃变性20秒，53℃、55℃、57℃、59℃退火45秒，72℃延伸1分钟，35次循环；72℃后延伸2分钟；4℃保存
Tzs-2R	5'-GCCTTGTTCACCA CCTATTGC-3'		
Tzs-3F	5'-CCCTTTGGCATCT AAACGAAC-3'		95℃预变性2分钟；95℃变性20秒，59℃、61℃退火45秒，72℃延伸1分钟，35次循环；72℃后延伸2分钟；4℃保存
Tzs-3R	5'-CGGGATTCTGCAA TTCACACC-3'		

　　将常规PCR的三个步骤合并为变性-退火延伸（二温度点法），进行PCR反应，验证引物的特异性。以Tzs-2F/Tzs-2R为鉴别引物，探索太子参鉴别的PCR扩增条件，扩增条件和产物检测的操作为：①25μl体系，包括：Taq酶PCR预混液8μl，引物Tzs-2F/Tzs-2R各20pmol，40ng DNA模板，ddH₂O补足；②95℃预变性1分钟，95℃变性15秒，56℃退火延伸20秒，变性-退火延伸共循环35次，72℃后延伸1分钟；③扩增产物的检测：采用琼脂糖凝胶电泳（取5μl PCR扩增产物加入含EB的1.2%琼脂糖凝胶中，85V稳定电压电泳40分钟，紫外凝胶成像系统下观察）和荧光反应（取2μl 100×SYBR Green I核酸染料加入到特异性PCR扩增产物中，混匀后于紫外光下观察）检测扩增产物。

　　（5）鉴别条件的建立

　　扩增程序：①退火延伸温度：56℃、58℃、60℃、62℃；②变性时间：2秒、5秒、10秒、15秒、20秒、30秒；③退火延伸时间：5秒、10秒、15秒、20秒；④循环次数：25、30、35、40次。

　　PCR反应液组成：在优选的PCR扩增程序的基础上（95℃预变性1分钟，95℃变性5秒，56℃退火延伸15秒，变性-退火延伸30次循环，72℃后延伸1min），对扩增反应液（25μl体系）中各组分含量优化。①Taq酶PCR预混液用量：3.5μl、4.5μl、5.5μl、6.5μl、7.5μl；②引物用量：5pmol、10pmol、

15pmol；③模板DNA用量：20ng、40ng、60ng、80ng。

重现性考察：在筛选出的特异性鉴别条件的基础上，对不同厂家型号的PCR仪、Taq酶PCR预混液、不同公司合成引物及不同批次样本进行考察，验证PCR扩增条件的重现性和稳定性。①PCR仪：Mastercycler、Applied Biosystems Veriti™ 96、GeneAmp PCR system 9700；②Taq酶PCR预混液：2 × Power Taq PCR MasterMix、2 × Taq PCR Master Mix、2 × *Easy* Taq PCR SuperMix、Premix Ex Taq™ Version 2.0、Taq PCR Master Mix；③引物：使用分别由上海生工生物科技有限公司、北京博迈德生物有限公司合成的引物进行扩增，考察不同厂家合成引物对太子参特异性PCR反应重现性的影响；④样本以不同产地批次的太子参样品及其混伪品基因组DNA为模板进行扩增，考察太子参特异性PCR鉴别方法的稳定性。

3. 结果与分析

（1）基因组DNA质量：电泳检测结果显示，DNA主带清晰，无弥散带，无明显RNA带，说明改良CTAB法所得基因组DNA蛋白质、多糖以及其他次生代谢物质去除得比较干净，纯度较高。从核酸定量仪检测结果来看，CTAB提取法所得基因组DNA浓度从21～3283ng/μl不等，纯度（A_{260}/A_{280}）多集中于1.8～2.0；碱裂解法所得DNA的浓度多集中在100ng/μl左右，$A_{260}/A_{280} \approx 1.6$，略低于CTAB提取法所得。为了保证鉴别条件的稳定性，选取纯度约为1.8的样品进行考察。

通过ITS2扩增验证，CTAB提取法与碱裂解法均能扩增出单一的目的条带，条带之间的差异不明显，说明这两种方法所得DNA的质量均满足于后续实验的要求。扩增结果见图7-1。

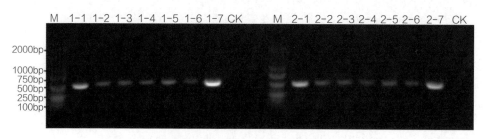

图7-1　ITS2扩增验证的电泳图

M: D2000Marker，1-1~1-7的DNA模板为CTAB法提取，2-1~2-7的DNA模板为碱裂解法提取；1-1、2-1: 太子参，1-2、2-2: 阔以山麦冬，1-3、2-3: 禾叶山麦冬，1-4、2-4: 淡竹叶，1-5、2-5: 矮小山麦冬，1-6、2-6: 蔓生百部，1-7、2-7: 繁缕

（2）引物设计：在NCBI信息中心下载到太子参、阔叶山麦冬、繁缕等物种的rDNA-ITS2片段。运用ClustalX 2.1软件对这些序列进行排序、比对、分析后发现：rDNA-ITS2序列能较好地反映出太子参及其混伪品的种间差异，基于该差异，运用Primer Premier 5.0软件对太子参的特异性片段设计引物，共获取3组引物，分别命名为Tzs-1F/Tzs-1R、Tzs-2F/Tzs-2R、Tzs-3F/Tzs-3R。

（3）引物筛选：各温度条件下，Tzs-1F/Tzs-1R对太子参、繁缕、宝铎草在约150bp处均有条带扩增出，没有显示对太子参有特异性。Tzs-2F/Tzs-2R对太子参的扩增产物在约450bp处产生单一条带，而其他样品在同一位置没有明显的条带产生，但是在不同位置有弱带产生。Tzs-3F/Tzs-3R对太子参、繁缕的扩增产物在约500bp处都有条带产生，没有显示对太子参有特异性，电泳检测结果见图7-2。总体而言，Tzs-2F/Tzs-2R的PCR扩增特异性较另外2对引物要好，因此对其扩增条件进一步考察。

将常规PCR的三个步骤合并为二温度点法后，对引物进行再次验证，显示Tzs-2F/Tzs-2R对太子参的特异性（图7-3），且无引物二聚体产生。故选取Tzs-2F/Tzs-2R作为太子参与伪品鉴定的引物，开展扩增条件的优化。

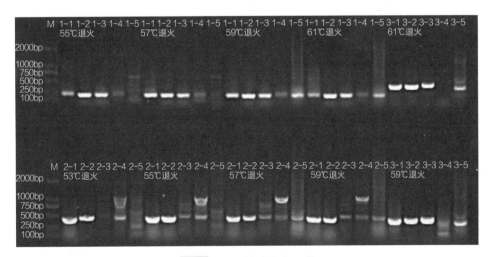

图7-2　引物筛选电泳图谱

M：D2000Marker，1-1～1-5为Tzs-1F/Tzs-1R扩增，2-1～2-5为Tzs-2F/Tzs-2R扩增，3-1～3-5为Tzs-3F/Tzs-3R扩增；1-1、1-2、2-1、2-2、3-1、3-2：太子参，1-3、2-3、3-3：繁缕，1-4、2-4、3-4：宝铎草，1-5、2-5、3-5：麦冬

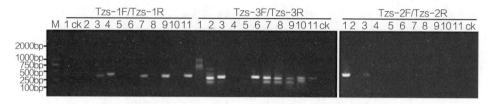

图7-3　快速PCR扩增引物的筛选的电泳图谱

M: D2000Marker, ck: 空白对照, 1~11: 太子参、宝铎草、太子参、繁缕、直立百部、矮小山麦冬、淡竹叶、禾叶山麦冬、阔叶山麦冬、蔓生百部、对叶百部

（4）鉴别条件的建立：通过对Tzs-2F/Tzs-2R鉴别太子参的退火延伸温度、变性时间、循环次数等条件进行优选，发现退火延伸温度在56～62℃，样品均能扩增出目的条带，而混伪品均未检测出，荧光反应结果与电泳结果一致。在56～62℃时绿色荧光的亮度强且差异不明显。为保证退火的有效进行，选择56℃作为PCR的退火延伸温度。电泳检测与荧光检测图谱见图7-4。变性时间对扩增结果无明显影响，为保证DNA双链完全打开，选择5秒的变性时间。不同的退火延伸时间考察结果显示，太子参样品均呈阳性反应。随着时间的增强，条带亮度逐渐增强，15秒和20秒时条带亮度差异不明显，但20秒时，伪品在同一位置有暗带产生；太子参样品呈绿色荧光，在15秒、20秒时条带亮度较强（图7-5），因此选择退火延伸时间为15秒。电泳结果显示，循环次数在$n \geqslant 30$时，太子参样品能电泳出明亮清晰的目的条带，荧光检测与电泳检测一致（图7-6）。鉴于40次循环时，禾叶山麦冬在同一位置有弱带产生。兼顾PCR扩增产物产量与节约检测时间，选择循环次数为30。通过条件优选，最终获得的扩增程序为：95℃预变性1分钟，95℃变性5秒，56℃退火延伸15秒，变性–退火延伸30次循环，72℃后延伸1分钟。

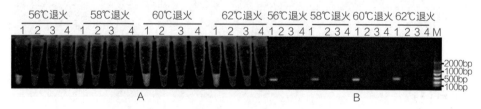

图7-4　退火延伸温度优选电泳检测及荧光检测图谱

A为荧光检测图谱，B为电泳检测图谱；M: D2000Marker, 1: 太子参, 2: 宝铎草, 3: 繁缕, 4: 阔叶山麦冬

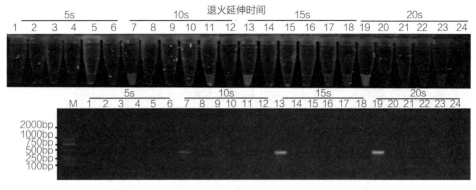

图7-5　退火延伸时间考察电泳检测及荧光检测图谱

M: D2000Marker, 1、7、13、19: 太子参, 2、8、14、20: 宝铎草, 3、9、15、21: 繁缕, 4、10、16、22: 禾叶山麦冬, 5、11、17、23: 直立百部, 6、12、18、24: 淡竹叶

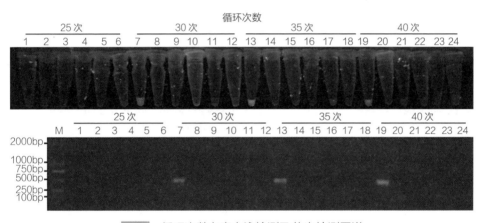

图7-6　循环次数考察电泳检测及荧光检测图谱

M: D2000Marker, 1、7、13、19: 太子参, 2、8、14、20: 繁缕, 3、9、15、21: 直立百部, 4、10、16、22: 禾叶山麦冬, 5、11、17、23: 宝铎草, 6、12、18、24: 淡竹叶

　　通过对Tzs-2F/Tzs-2R鉴别太子参的扩增体系（体系为25μl）中各组分含量进行优选，发现扩增体系中Taq酶PCR预混液为4.5μl、5.5μl、6.5μl、7.5μl时太子参均能产生绿色荧光，荧光随着酶用量的增加而增强，而混伪品均无明显荧光产生；电泳检测结果与荧光检测结果一致，见图7-7。鉴于5.5μl时电泳条带清晰，荧光强度明显，所以，Taq酶PCR预混液用量选取5.5μl。引物用量考察显示，在10pmol、15pmol时，太子参均能有效扩增；而荧光检测引物用量为5～15pmol时太子参扩增产物均呈现绿色荧光（图7-8）。为保证扩增反应的有效进行，选取扩增体系中加入上、下游引物的用量各为10pmol。不同浓

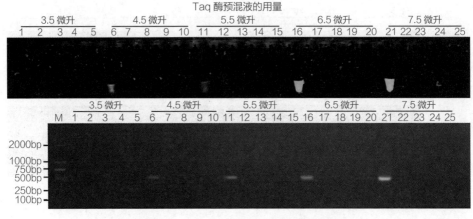

图7-7 Taq酶PCR预混液用量优选图谱

M: D2000Marker, 1、6、11、16、21: 太子参, 2、7、12、17、22: 宝铎草, 3、8、13、18、23: 对叶百部, 4、9、14、19、24: 繁缕, 5、10、15、20、25: 阔叶山麦冬

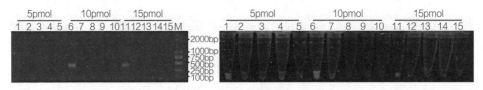

图7-8 引物用量考察图谱

M: D2000Marker, 1、6、11: 太子参, 2、7、12: 宝铎草, 3、8、13: 繁缕, 4、9、14: 阔叶山麦冬, 5、10、15: 淡竹叶

度的DNA模板用量考察显示，只有太子参样品扩增出目的条带，电泳条带亮度随着模板用量的增加而增强，荧光检测时绿色荧光的强度没有明显差异（图7-9）。兼顾扩增产物的量和扩增效果的选择性，选择模板用量为60ng。最终确定的扩增体系反应液的组成包括：Taq酶PCR预混液5.5μl，引物Tzs-2F/Tzs-2R各10pmol，DNA模板60ng，ddH$_2$O补足。

（5）方法重现性考察：不同厂家型号的PCR仪、不同厂家生产的Taq酶PCR预混液、不同厂家批次合成的引物均能有效扩增太子参样品，扩增产物无明显差异，混伪品均无扩增产物。不同产地太子参及其混伪品基因组DNA为模板进行扩增，也只有太子参样品扩增出目的条带，荧光检测结果与电泳结果一致，太子参样品均呈现绿色荧光（图7-10）。说明Tzs-2F/Tzs-2R鉴别太子参方法的重现性、稳定性好，可用于太子参药材或原植物的分子鉴定。

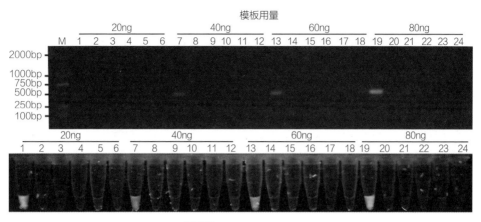

图7-9　模板用量考察

M: D2000Marker, 1、7、13、19: 太子参, 2、8、14、20: 宝铎草, 3、9、15、21: 繁缕, 4、10、16、22: 矮小山麦冬, 5、11、17、23: 蔓生百部, 6、12、18、24: 淡竹

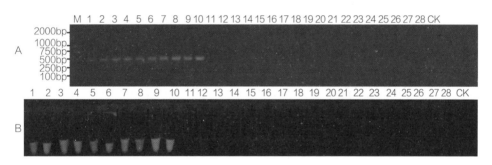

图7-10　不同产地样本考察

A、B分别为不同产地样品验证的电泳扩增图及对应的荧光检测图（1~10: TZS-01、TZS-02、TZS-03、TZS-04、TZS-05、TZS-06、TZS-07、TZS-08、TZS-09、TZS-10, 11~13: DZY-01、DZY-02、DZY-03, 14~19: MD-01、MD-02、MD-03、MD-04、MD-05、MD-06, 20~23: BB-01、BB-02、BB-03、BB-04, 24~25: BDC-01、BDC-02, 26~28: FL-01、FL-02、FL-03, CK为阴性对照）

4. 结论

通过对DNA提取方法进行考察，筛选和验证鉴别引物，优选扩增程序和扩增体系，并对鉴别方法的重现性进行考察，最终建立的太子参混伪品分子鉴别方法为：扩增反应液的组成：Taq酶PCR预混液5.5μl，引物Tzs-2F/Tzs-2R各10pmol，DNA模板60ng，ddH$_2$O补足；扩增程序：95℃预变性1分钟，95℃变性5秒，56℃退火延伸15秒，变性–退火延伸30次循环，72℃后延伸1分钟；

结果判定：供试品凝胶电泳图谱中，在与对照药材凝胶电泳图谱相应的位置上，在约450bp处应有单一DNA条带或荧光检测有绿色荧光产生的为太子参药材，反之，则为混伪品。该方法重现性、稳定性好，可用于太子参药材的质量控制。

太子参快速PCR鉴定标准（草案）

1. 范围

本标准规定了使用快速PCR鉴定太子参药材、饮片和种子种苗的通用方法和要求。

本标准适用于太子参药材、饮片和种子种苗鉴定。

2. 规范性引用文件

下列文件中的条款通过本标准的引用而成为本标准的条款。凡是注日期的引用文件，其随后所有的修改单（不包括勘误的内容）或修订版均不适于本标准。凡是不注日期的引用文件，其最新版本适用于本标准。

《中华人民共和国药典》一部

GB/T 6682 分析实验室用水规格和试验方法

GB/T 23632 进境植物检疫截获有害生物鉴定复核规程

GB/T 27403 实验室质量控制规范食品分子生物学检测

3. 术语和定义

下列术语和定义适用于本标准。

3.1 检验样品

按一定规则取自某一整体的一个或多个部分，并能反映该整体的相关信息，可以作为判断该整体的基础。

3.2 DNA提取

从样品中提取出DNA的方法。

3.3　DNA扩增

通过一定技术使一段特定的DNA片段拷贝数增加的过程，可通过聚合酶链式反应扩增技术实现。

3.4　聚合酶链式反应

简称PCR技术。模板DNA先经高温变性为单链，两条引物分别与模板DNA两条链上相应的一段互补序列发生退火，在DNA聚合酶的作用下，以四种脱氧核糖核酸（dNTP）为底物，使退火引物得以延伸，然后不断重复变性、退火和延伸这一循环，使位于两段已知序列之间的DNA片段拷贝数呈几何倍数扩增。其扩增产物可通过多种特异性和敏感性好的方法进行分析。

3.5　阳性对照

一般使用对照样品代替检验样品同法DNA提取、靶核酸扩增和产物检测过程，用于证明鉴定过程可获得目标核酸片段的操作。

3.6　阴性对照

使用常见伪品药材代替检验样品同法DNA提取、靶核酸扩增和产物检测过程。

3.7　空白对照

以水代替检验样品同法DNA提取、靶核酸扩增和产物检测过程，用以证明提取过程中没有核酸污染。

3.8　对照样品

包括对照药材、饮片和种子种苗对照样品。种子种苗对照样品是由中药材种子种苗标准起草单位提交，经全国中药材种子（种苗）标准化技术委员会认定并保存，与品种名称相符的种子种苗样品。

4. 方案

太子参快速PCR鉴定应采用抽取有代表性的检验样品与对照样品比较的验

证方式。利用碱裂解法提取太子参DNA，太子参DNA为模板进行PCR扩增，荧光检测或琼脂糖凝胶电泳检测PCR扩增产物。

5. 仪器设备

所有制备样品使用的器具在使用前应灭菌处理。

5.1　PCR仪

使用前应进行温度校准。

5.2　手持式紫外灯

可发出波长为365nm的紫外光。

5.3　连续可调微量移液枪

应该包括0.1～2.5μl、0.5～10.0μl、10～100μl、100～1000μl规格，并包括配套的一次性吸头。

5.4　保温设备

应该包含4℃与−20℃温区。

5.5　离心设备

能离心200μl PCR管与1.5ml离心管。

5.6　电泳仪

电源为具有稳压器的直流电源，电压100～500V。

5.7　凝胶成像系统

系统应包含密封暗箱、摄像头、白光和UV 254nm、302nm、365nm光源，UV保护挡板。

5.8　电子天平

最大称量值至少应该为1g，可读性精度至少应该为1mg。

5.9　pH计

测量范围至少应为0~14，精度至少应该为±0.01。

5.10　研磨设备

至少能匀浆20ml的匀浆机，或至少能研磨20mg的粉碎仪器。

5.11　核酸检测仪

波长范围应该包含200~400nm，检测样品量至少为0.1μl，检测精度不低于2ng/μl。

6. 试剂和溶液配制

除另有规定外，实验试剂为不含DNA和DNase的分析纯或生化试剂；实验用水符合GB/T 6682的无菌双蒸水或超纯水；所配制的试剂均应灭菌后保存，并在容器上注明试剂名称、浓度、配制时间、保存条件、失效日期和配制者姓名；PCR试剂应小量分装保存以减少污染；材料及试剂的保存都应有防污染措施。

6.1　DNA提取缓冲液

含有0.5mol/L氢氧化钠（NaOH）、1%聚乙烯吡咯烷酮40（PVP-40）、1%聚乙二醇辛基苯基醚（Triton X 100）溶液：在800ml超纯水中溶解20.0g NaOH，冷却至室温后加入10.0g PVP和10ml Triton X 100，溶解后加超纯水定容至1000ml，滤过除菌分装使用。

6.2　中和缓冲液

含有0.1mol/L三羟甲基氨基甲烷盐酸（Tris-HCl）溶液，pH值8.0在800ml超纯水中溶解12.1g三羟甲基氨基甲烷（Tris），冷却至室温后用浓盐酸调节溶液的pH值至8.0，加超纯水定容至1000ml，分装后高压灭菌。

6.3 Taq酶PCR预混液

0.05 U/μl Taq DNA聚合酶，2×PCR反应缓冲液，4mM MgSO$_4$，0.4mM等量的dNTP（dATP，dCTP，dGTP，dTTP）混合物。检测用DNA Taq聚合酶应无3'→5'核酸外切酶活性。Taq酶PCR预混液在−20℃下保存，使用时置冰上操作。

6.4 太子参检测用引物对序列

Tzs−2F：5'−TACTTGCTCCTGCGTTCG−3'

Tzs−2R：5'−GCCTTGTTCACCACCTATTGC−3'

用无菌双蒸水将上述引物溶解至10μmol/L。

6.5 50×TAE电泳缓冲液

在800ml无菌双蒸水中溶解242.0g Tris，37.2g乙二胺四乙酸二钠Na2EDTA·2H$_2$O，加入57.1ml冰醋酸，充分混匀，加灭菌双蒸水定容至1000ml，使用时用无菌双蒸水稀释50倍。

7. 检验程序

为防止交叉污染，收样、取样、粉碎、DNA提取、核酸扩增与产物检测应在不同操作间或在同一操作间不同隔离区域进行，进入各区域应严格按照单一方向进行，即样品制备区→核酸制备区→扩增区→检测区。

7.1 取样

检验样品应可分成2批，每批可分为等量的3份，总量不低于100g。收样时应检查包装的完整性，并在样品袋上贴上标签，填写采集数据表。对商品包装和送样说明进行拍照记录，照片随样品一起备档。

药材和饮片检验样品抽样方法参照《中华人民共和国药典》2015年版（四部）药材和饮片取样法（通则0211）进行取样。去除药材和饮片表面附着物，依次使用75%乙醇和无菌双蒸水擦拭表面后晾干。

种子种苗检验样品、试样的抽取。在生产基地取样，送验样品可以为组织或器官；在加工或销售地点取样，检验样品为种子或种苗。

7.2 粉碎

取检验样品置乳钵、匀浆机或球磨粉碎仪中充分研磨粉碎，必要时加适量液氮研磨。

7.3 DNA提取

称取经预处理的检验样品20mg置2.0ml离心管中；加入200μl提取缓冲液，充分混匀，沸腾的水浴中保存10~15秒，取出；加入800μl中和缓冲液，充分混匀；12000r/min离心1分钟或静置5分钟；转移500μl上清液至一新的1.5ml离心管，加入500μl中和缓冲液，充分混匀；12000r/min离心1分钟或静置5分钟；转移上清液作为DNA模板待测或−20℃保存备用。每个检验样品必须设置两份平行样，每一次从检验样品提取核酸的过程都必须设置一个提取空白对照。

7.4 DNA质量检测与调整

扩增时，先吸取1μl DNA溶液，采用核酸定量检测仪测定DNA浓度和纯度，将浓度调整为60ng/μl。

7.5 PCR扩增

PCR反应体系：在200μl离心管中进行，反应总体积25μl，反应体系包括2×Power Taq PCR Master Mix（内含0.1U/μl Taq 酶、500μmol/L dNTP、3mmol/L Mg^{2+}、PCR稳定剂和增强剂）5.5μl，鉴别引物（10umol/L）各1μl，样品总基因组DNA 1μl，无菌双蒸水16.5μl。将离心管置PCR仪，PCR反应数：95℃ 预变性1分钟；30个循环（95℃ 5秒，56℃ 15秒），延伸（72℃）1分钟。

7.6 扩增产物检测

选用荧光染料显色检测或琼脂糖凝胶电泳检测的任一种检测方法进行扩增产物检测。

荧光染料显色检测：PCR反应结束后，在PCR扩增产物内加入2μl 100×SYBR Green I染料，混匀后于365nm紫外波长下检测荧光，若PCR产物出现与阳性对照相同的荧光即为阳性结果，反之为阴性结果。琼脂糖凝胶电泳检测：称取琼脂糖约0.2g，加入1×TAE电泳缓冲液10ml，加热至完全溶解，趁热将胶液涂布于大小适宜（2.5cm×7.5cm或4cm×9cm）的水平玻璃板，涂层厚度约3mm，垂直插入梳子，静置，待凝胶结成无泡均匀层，垂直拔出梳子。取PCR扩增产物6μl，加入点样孔中。转移胶板至电泳仪中，加入1×TAE缓冲液至没过胶面约3mm处，调节电压至85V、85mA电泳约30分钟，电泳结束。将凝胶转移至核酸凝胶染色剂GelRed等溶液中染色。将染色后转移至紫外凝胶成像系统中观察。阴性对照和空白对照无条带，且检验样品与阳性对照在约450bp处应有单一DNA条带为阳性结果，否则为阴性结果。

7.7　结果判定

在阴性对照、阳性对照和空白对照结果符合规定的情况下，若检验样品与阳性对照一致，则判定测试结果为阳性，否则为阴性。

荧光染料法显色为阴性结果的，还应通过凝胶电泳检测方法进行确证。

8. 结果报告

8.1　一般要求

定性检测结果应表示为阳性"+"或阴性"−"。

8.2　鉴定报告

样品经检测后，实验室应根据实验的具体操作程序和结果做好详细的实验记录，出具检测报告。检测报告至少包含以下内容：

检验样品的名称、状态和明确的标识；

检测依据；

取样方法与日期；

储存条件；

检测开始和结束日期；

检测负责人和实验人员；

阳性对照、阴性对照、检验样品；

检测结论；

检测过程观察到的特别情况；

其他需要报告的内容。

9. 质量保证

检测结果应来自同一实验室样品的两份检验样品。当一份检验样品的结果为阳性，另一份为阴性时，要重新测试。可以适当调整核酸扩增反应体系中各成分的用量，使两份样品得到相同结果。每个样品应至少检测2份平行样，核酸定量检测仪检测模板DNA的纯度和浓度，DNA浓度高于$10ng \cdot \mu l^{-1}$。也可采用常规的改良CTAB法或太子参鉴定试剂盒对比提取检验样品DNA的质量，保证DNA的提取效率，避免出现假阴性结果。核酸扩增可设置PCR抑制剂对照。如果经过两次以上从核酸提取开始的重复检测，检测结果不一致，可在检测报告中注明检测低限，检测低限应符合最低含量水平。

10. 废弃物处理

检测过程中的废弃物，收集后在焚烧炉中焚烧处理，有毒有害废弃物应经过除害再进行处理，处理要符合环保要求。

第八章

太子参商品规格等级标准研究

中药材作为一种特殊的商品，已形成通过"看货评级、分档议价""辨状论质"来评价药材品质的经验方法。这种以外观质量和性状特征为主的传统感官经验鉴别法被广泛应用于中药材商品规格等级研究中。但中药材发挥临床疗效的物质基础是其药效成分，即药材的内在品质。如何建立既有外观性状又能体现药材内在质量的药材商品规格等级研究模式是中药材标准化研究的重点之一。目前，已有学者在解读"辨状论质"的基础上，提出运用性状特征与化学成分的相关分析来验证传统的规格等级标准，从而为商品规格等级标准研究提供了一些可借鉴的新思路。因此，以传统的"辨状论质"为主体，辅以外观性状有相关性的药材化学成分指标，来判别药材商品优劣，既简便快捷，又便于实施。

太子参作为市场上最具影响力的中药材品种之一，长期以来并无科学的商品药材规格等级之分，商家沿袭以外观大小、色泽光亮与否的经验粗判为统货或选货，二者价格差异较大，存在随意的压价和抬价现象。本研究以市场收集的太子参药材为研究对象，在检验现有市场等级现状是否合理的基础上，筛选获得药材外观量化指标，同时辅以太子参药效成分作为商品药材的内在指标，制定出以外观量化指标为主的太子参商品规格等级标准。

一、太子参药材外观质量特征分析

1. 实验材料

2013年7～8月从安徽亳州、河北安国、贵州牛大场药材市场，购买到货源为安徽、福建、贵州、浙江4个产区的太子参药材26份；从安徽、山东、福建、江苏和贵州5个太子参主产区实地采集太子参样品共46份。样品信息见表8-1，表8-2。

表8-1 药材市场太子参商品药材信息

编号	药材市场	药材市场的商品产地	等级
1		安徽宣州	统货
2		安徽宣州	中选
3		安徽宣州	大选
4		安徽宣州	小选
5		福建柘荣	中选
6		福建柘荣	统货
7		福建柘荣	大选
8	河北安国 药材市场	福建柘荣	小选
9		贵州黄平	小选
10		贵州黄平	大选
11		贵州黄平	统货
12		浙江磐安	中选
13		浙江磐安	统货
14		浙江磐安	大选
15		浙江磐安	小选
16		福建柘荣	选货
17		福建柘荣	统货
18		贵州施秉1	选货
19	安徽亳州 药材市场	贵州施秉2	选货
20		贵州施秉	统货
21		安徽宣城	选货
22		安徽宣城	统货
23		贵州牛大场	大选
24	贵州施秉牛大 场药材市场	贵州牛大场	中选
25		贵州牛大场	小选
26		贵州牛大场	统货

表8-2　46个实地采样的太子参药材产地信息

编号	产地	海拔/m	经度/°	纬度/°
1	福建寿宁县武曲镇大韩村	92	119.5521	27.2567
2	福建寿宁县南洋镇韩头村	558	119.5730	27.3816
3	福建福安市潭头镇东昆村	55	119.6698	27.1846
4	福建福安市上白石镇财洪村	84	119.7018	27.2248
5	福建柘荣县楮坪乡彭家山村	635	119.7767	27.2468
6	福建柘荣县英山乡田头洋村	853	119.8198	27.2754
7	福建柘荣县东源乡岩潭村	683	119.9031	27.2032
8	福建柘荣县东源乡东岩村	1041	119.9288	27.1418
9	福建柘荣县宅中乡宅中村	556	119.8598	27.1223
10	福建霞浦县柏洋镇柏洋村	603	119.8689	27.0502
11	福建柘荣县乍洋乡洋头村	72	119.9722	27.2421
12	福建柘荣县乍洋乡石山村	417	120.0046	27.1874
13	福建福鼎市管阳镇管阳村	578	120.0356	27.2565
14	江苏镇江市丹徒区高资镇	10	119.3121	32.1681
15	江苏句容市方山茶场	142	119.2863	31.7178
16	江苏句容市袁巷乡马埂村	55	119.2683	31.6809
17	安徽六安市霍山落儿岭镇古桥畈村1			
18	安徽六安市霍山县落儿岭古桥畈村2	143	119.1887	31.3618
19	安徽六安市舒城县马河口镇杨家村	45	116.9111	31.3784
20	安徽六安市舒城县孔集镇舒丰村	14	117.0169	31.4515
21	安徽六安市裕安区分路口镇莲花庵村	42	116.3838	31.7395
22	安徽广德市东亭乡阳岱山村	102	119.5363	30.8157
23	安徽宣城市黄渡乡汤村	83	118.8000	30.8052
24	安徽宣城市向阳乡板桥村2			
25	安徽宣城市向阳乡板桥村	50	118.7949	30.8637
26	安徽广德市誓节镇花鼓村	50	119.2494	30.9200
27	贵州施秉县城关镇新红村	776	118.0884	26.9878
28	贵州黔西县锦星镇白泥村	1270	105.9230	26.9885
29	贵州玉屏县田坪镇长冲垯村	520	109.1167	27.4090

续表

编号	产地	海拔/m	经度/°	纬度/°
30	贵州施秉县牛大场镇石桥村	1076	108.0220	27.2158
31	贵州施秉县城关镇下翁哨村	778	108.1773	27.0689
32	贵州清镇市王庄乡罗田村	1252	106.2601	26.7667
33	贵州丹寨县扬武乡黑石头农场	860	107.8784	26.1817
34	贵州平塘县白龙乡龙兴村	780	107.2704	25.9278
35	贵州施秉县牛大场镇牛大场村	934	107.9253	27.1402
36	贵州贵阳市花溪马铃乡	1078	106.5864	26.2742
37	贵州镇远县涌溪乡花滩村	649	108.3457	27.0058
38	贵州福泉市龙昌镇老落田村	1016	107.4640	26.7735
39	贵州施秉县甘溪乡盐井村	1100	108.2400	27.0647
40	贵州余庆县白泥镇民同村	780	107.9029	27.2128
41	贵州施秉县甘溪乡高碑村	640	108.2214	27.0433
42	贵州黄平县一碗水乡水淹塘村	970	107.8918	27.1316
43	山东临沂市临沭县南古镇	56	118.5475	34.9143
44	山东临沂市罗庄区册山后村	66	118.3435	34.9210
45	山东临沂市沂南县葛沟镇居泉村	137	118.5727	35.3567
46	山东省临沂市河东区重沟镇万家湖村	71	118.5049	34.9867

2. 研究方法

（1）性状指标的选择：在借鉴中药材商品规格传统的"辨状论质"理论，及《七十六种药材商品规格标准》（1984年版）的基础上，依据太子参块根纺锤形或长条形的特点，选择以长度、上中部直径、中部直径、尾部直径、单个重量及粗长比值共6个外观形状指标作为测量太子参药材性状的外部指标。

（2）数量指标的选择：数量指标由于简便、直观、实用，在《七十六种药材商品规格标准》中应用广泛，已成为商品分级研究的重要指标。如麦冬以50g的只数为数量指标，三七以500g的头数为数量指标。本研究随机选择太子参样品的选货和统货各1份，每10个块根一组，测量2~10组，重复3次，取每组平均单个块根重，计算组间的RSD值并绘制变化曲线（图8-1）。选货和统货单块根重量RSD值均在块根数为60个之后趋于平稳，因此在测量太子参块根外观指标时，每份样品随机重复测定60个块根。

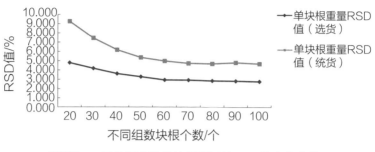

图8-1　不同块根个数单块根重量的RSD值变化曲线

　　随机选择太子参样品选货和统货各1份，每10g一组，测量2～10组，重复3次，取每组平均块根个数，计算组间的RSD值并绘制变化曲线（图8-2）。由图8-2可知，块根重量在50g之后，选货和统货块根个数RSD值趋于平稳。考虑到实践操作的简便快捷，50g块根数基本能代表样品整体信息，因此，选取50g块根数这一数量指标用于太子参药材商品的分级分析。

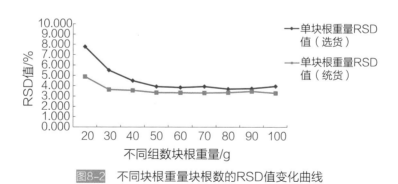

图8-2　不同块根重量块根数的RSD值变化曲线

　　（3）外观性状指标测量方法：按照四分法进行取样。随机测定每份样品单个块根的长度、上中部直径、中部直径、尾部直径、单个重量。每份样品测定60个块根，取其平均值；同时测定每份样品的50g块根数，重复测定10次取其平均值。块根长度的测定是用直尺测量头部至尾部的垂直距离，直径的测定是用游标卡尺测量其上中部直径、中部直径、尾部直径，其中上中部直径指太子参块根最粗的直径，中部直径指太子参块根中间直径，尾部直径指太子参块根末端最小直径，测量精确至0.01mm。单个块根重量的测量精度为0.01g。

考虑到太子参药材块根纺锤形的特点，即市场上以短粗、饱满的块根为优，因此本实验在测量的6个指标的基础上又增加了粗长比值1（上中部直径/长度）、粗长比值2（中部直径/长度）、粗长比值3（尾部直径/长度）3个指标，共计9个外观性状量化指标。

3. 结果与分析

（1）各采样地太子参药材外观性状描述统计及相关性分析：46个采样地的栽培太子参药材外观形状测量结果见表8-3，各采样地太子参块根外观性状指标间变异系数差异较大，变异系数最小的为尾部直径（6.86%），变异系数最大为单个重量（30.12%），其次为50g块根数（21.34%）（见表8-4）。结果表明，不同产地太子参块根大小差异明显，长短差异性较小，粗细差异较大，主要表现在块根重量、50g块根数和上中部直径这3个指标。尾部直径的变异系数最小，原因可能是加工过程中，由于人为因素的影响，去除须根后块根尾部的粗细大致相同。折干率描述统计的结果显示，贵州省施秉县牛大场镇牛大场村太子参块根折干率最大，为60.95%；江苏省句容市方山茶场的太子参块根折干率最小，为32.21%；折干率的变异系数为15.27%。说明不同产地的太子参样品其含水量存在较大的差异，这可能与当地的土壤气候等环境因素有较大联系，如降水量的多少对太子参块根的含水量也有较大影响。

对测量的太子参块根长度、上中部直径等9个指标间进行相关性分析（表8-5）。结果表明，长度与单个重量呈极显著正相关（$P<0.01$），与粗长比值1呈显著负相关（$P<0.05$），与粗长比值2、粗长比值3呈极显著负相关（$P<0.01$）。50g块根数与上中部直径、中部直径、单个重量、粗长比值1、粗长比值2、粗长比值3呈极显著负相关（$P<0.01$）。单个重量与长度、上中部直径、中部直径、粗长比值1呈极显著正相关（$P<0.01$），与50g块根数呈极显著负相关（$P<0.01$），与粗长比值3呈显著负相关（$P<0.05$）。说明块根越长、越粗，重量越大，50g块根数也就越小，这也是市场上经验鉴别太子参块根好坏的评价指标。而太子参块根长度与直径间相关性不显著，但过长的块根，则纤细有余、粗胖不够，商品品相不佳，说明长度不宜划分指标。所以长度不适宜作为制定标准的评价指标。

（1）外观性状测量结果：太子参样品外观性状测量数据见表8-3和表8-4。

表8-3　46个实地采样的太子参药材外观性状指标信息

编号	产地	长度/cm	上中部直径/mm	中部直径/mm	尾部直径/mm	50g块根数/个	单个重量/g	粗长比值1	粗长比值2	粗长比值3	折干率/%
1	山东临沂市沂南县葛沟镇居泉村	3.58	2.48	2.07	1.13	345	0.13	0.07	0.06	0.03	36.90
2	山东临沂市临沭县南古镇	3.10	2.57	2.10	1.15	329	0.14	0.08	0.07	0.04	43.92
3	山东临沂市罗庄区册山山后村	2.68	2.88	2.44	1.18	369	0.14	0.11	0.09	0.04	42.44
4	山东临沂市河东区重沟镇万家湖村	3.36	2.64	2.25	1.21	436	0.15	0.08	0.07	0.04	—
5	江苏镇江市丹徒区高资镇	3.85	4.27	3.04	1.35	184	0.35	0.11	0.08	0.04	57.84
6	江苏句容市方山茶场	3.87	2.64	2.12	1.22	379	0.14	0.07	0.05	0.03	32.21
7	江苏句容市袁巷乡马更村	3.48	3.26	2.36	1.23	281	0.17	0.09	0.07	0.04	39.70
8	贵州施秉县城关镇新红村	3.30	4.31	3.43	1.24	190	0.32	0.13	0.10	0.04	44.12
9	贵州施秉县城关镇下翁村	3.46	3.04	2.49	1.14	268	0.18	0.09	0.07	0.03	47.26
10	贵州镇远县涌溪乡花滩村	3.42	2.97	2.48	1.12	301	0.16	0.09	0.07	0.03	48.15
11	贵州黔西县景星镇白泥村	3.96	2.62	2.13	1.21	349	0.15	0.07	0.05	0.03	42.04
12	贵州玉屏县田坪镇长春坡村	3.50	2.83	2.27	1.19	326	0.15	0.08	0.06	0.03	40.64
13	贵州施秉县甘溪乡高碑村	3.62	2.93	2.50	1.10	318	0.19	0.08	0.07	0.03	52.03
14	贵州施秉县牛大场镇石桥村	3.35	3.17	2.68	1.02	275	0.19	0.09	0.08	0.03	47.68
15	贵州施秉县甘溪乡盐井村	3.38	2.52	2.13	1.08	379	0.13	0.07	0.06	0.03	51.18
16	贵州余庆县白泥镇民同村	3.86	3.08	2.16	1.23	312	0.19	0.08	0.06	0.03	40.41

续表

编号	产地	长度/cm	上中部直径/mm	中部直径/mm	尾部直径/mm	50g块根数/个	单个重量/g	粗长比值1	粗长比值2	粗长比值3	折干率/%
17	贵州福泉市龙昌镇老落田村	3.53	2.74	2.34	1.34	347	0.17	0.08	0.07	0.04	49.57
18	贵州施秉县牛大场镇牛大场村	3.33	2.95	2.68	1.21	328	0.17	0.09	0.08	0.04	60.95
19	贵州清镇市王庄乡罗田村	3.73	3.13	2.48	1.20	300	0.19	0.08	0.07	0.03	36.46
20	贵州平塘县白龙乡龙兴村	3.81	4.07	3.22	1.19	175	0.29	0.11	0.08	0.03	39.35
21	贵州黄平县一碗水乡水淹塘村	3.40	3.35	2.66	1.16	272	0.21	0.10	0.08	0.03	45.36
22	贵州贵阳市花溪马铃乡	3.87	3.17	2.26	1.09	311	0.21	0.08	0.06	0.03	47.25
23	贵州丹寨县扬武乡黑石头衣场	3.73	2.49	2.12	1.11	501	0.16	0.07	0.06	0.03	47.64
24	安徽宣城市向阳乡板桥村1	4.03	3.82	2.56	1.28	246	0.30	0.09	0.06	0.03	51.87
25	安徽宣城市向阳乡板桥村2	3.94	3.48	2.43	1.12	171	0.23	0.09	0.06	0.03	40.87
26	安徽宣城市黄渡乡汤村	4.32	3.38	1.94	1.12	389	0.18	0.08	0.04	0.03	32.94
27	安徽六安市舒城县孔集舒丰村	3.51	2.38	2.13	1.26	394	0.12	0.07	0.06	0.04	33.18
28	安徽六安市霍山县落儿岭镇古桥畈村1	3.25	3.16	2.52	1.41	271	0.16	0.10	0.08	0.04	34.42
29	安徽六安市舒城县马河口镇杨家村	3.23	2.52	2.04	1.23	364	0.10	0.08	0.06	0.04	33.84
30	安徽六安市裕安区分路口镇莲花庵村	3.28	3.32	2.43	1.31	294	0.17	0.10	0.07	0.04	33.67
31	安徽六安市霍山县落儿岭镇古桥畈村2	3.74	3.04	2.27	1.33	263	0.18	0.08	0.06	0.04	34.86

续表

编号	产地	长度/cm	上中部直径/mm	中部直径/mm	尾部直径/mm	50g块根数/个	单个重量/g	粗长比值1	粗长比值2	粗长比值3	折干率/%
32	安徽广德市誓节镇花鼓村	3.69	2.80	2.18	1.07	290	0.15	0.08	0.06	0.03	41.91
33	安徽广德市东亭乡阳岱山山村	3.24	2.69	2.35	1.17	306	0.13	0.08	0.07	0.04	37.98
34	福建寿宁县武曲镇大韩村	3.02	3.09	2.51	1.30	233	0.16	0.10	0.08	0.04	43.75
35	福建寿宁县南洋镇韩头村	2.82	2.89	2.35	1.32	284	0.14	0.10	0.08	0.05	42.84
36	福建省福安市潭头镇东昆村	3.44	3.03	2.33	1.21	278	0.16	0.09	0.07	0.04	—
37	福建福安市上白石镇财洪村	3.43	2.87	2.19	1.22	274	0.16	0.08	0.06	0.04	46.30
38	福建柘荣县楮坪乡彭家山村	3.10	2.45	1.92	1.12	318	0.10	0.08	0.06	0.04	44.87
39	福建柘荣县英山乡田头洋村	3.33	2.74	2.29	1.23	265	0.16	0.08	0.07	0.04	53.30
40	福建柘荣县东源乡岩潭村	3.29	2.70	2.09	1.19	289	0.15	0.08	0.06	0.04	43.86
41	福建柘荣县东源乡东岩村	3.53	2.98	2.23	1.21	249	0.16	0.08	0.06	0.03	42.46
42	福建柘荣县宅中乡宅中村	3.28	2.75	2.07	1.17	269	0.14	0.08	0.06	0.04	43.98
43	福建霞浦县柏洋镇柏洋村	3.31	2.56	2.17	1.22	262	0.13	0.08	0.07	0.04	48.01
44	福建柘荣县乍洋乡洋头村	3.52	2.67	2.02	1.18	309	0.19	0.08	0.06	0.03	45.74
45	福建柘荣县乍洋乡石山村	3.66	2.78	2.01	1.20	262	0.16	0.08	0.05	0.03	42.97
46	福建福鼎市管阳镇管阳村	3.62	2.50	1.81	1.09	331	0.14	0.07	0.05	0.03	50.81

表8-4 实地采样的栽培太子参各指标描述统计量

指标	极小值	极大值	均值	标准差	变异幅度	变异系数/%
长度/cm	2.68	4.32	3.49	0.32	1.64	9.04
上中部直径/mm	2.38	4.31	2.97	0.45	1.93	15.27
中部直径/mm	1.81	3.43	2.33	0.32	1.62	13.67
尾部直径/mm	1.02	1.41	1.20	0.08	0.39	6.86
单个重量/g	0.10	0.35	0.17	0.05	0.25	30.12
50g块根数/个	171.00	501.00	301.76	64.41	330.00	21.34
粗长比值1	0.07	0.13	0.09	0.01	0.07	15.37
粗长比值2	0.05	0.10	0.07	0.01	0.06	16.61
粗长比值3	0.03	0.05	0.03	0.01	0.02	12.43
折干率/%	32.21	60.95	43.58	6.66	28.74	15.27

表8-5 实地采样的太子参各指标间相关性分析

指标	长度/cm	尾部直径/mm	50g块根数/个	粗长比值2	粗长比值3	上中部直径/mm	中部直径/mm	粗长比值1	单个重量/g
长度/cm	1.000								
尾部直径/mm	−0.142	1.000							
50g块根数/个	−0.008	−0.249	1.000						
粗长比值2	−.588[2]	0.286	−0.439[2]	1.000					
粗长比值3	−0.824[2]	0.660[2]	−0.115	0.599[2]	1.000				
上中部直径/mm	0.284	0.260	−0.688[2]	0.504[2]	−0.053	1.000			
中部直径/mm	−0.075	0.288	−0.556[2]	0.825[2]	0.201	0.782[2]	1.000		
粗长比值1	−0.341[1]	0.345[1]	−0.650[2]	0.870[2]	0.464[2]	0.799[2]	0.812[2]	1.000	
单个重量/g	0.482[2]	0.097	−0.499[2]	0.222	−0.314[1]	0.840[2]	0.612[2]	0.492[2]	1.000

注：[1]在0.05水平（双侧）上显著相关；[2]在0.01水平（双侧）上极显著相关。

（2）市场太子参外观性状描述统计及相关性分析：26份市场上的太子参药材外观形状测量结果见表8-6，由描述统计分析可知，各指标的变异系数差异较大，其中50g块根数和单个重量这两个指标变异较大，分别为39.56%和34.37%；上中部直径、中部直径、尾部直径和粗长比值1、粗长比值3这5个指标的变异系数相差不大，均在16%～20%；长度指标的变异系数最小（表8-7）。说明市场上不同等级太子参块根在单个重量及50g块根个数上有较大差异，二者可作为划分太子参等级的重要参考指标。

市场太子参样品存在等级的差异，因此本研究对等级与外观性状指标进行相关性分析，验证目前市场上的太子参等级现状是否合理。结果表明，市场太子参商品等级与除长度外的其他8个指标均有极显著正相关性。从商品等级来看，太子参块根越粗，单个块根重量越大，市场太子参商品等级越高。50g块根数与长度呈显著负相关（$P<0.05$），与其余7个指标均呈极显著负相关（$P<0.01$）；单个重量与各指标均呈极显著正相关（$P<0.01$）；上中部直径、中部直径、尾部直径、粗长比值1、粗长比值2、粗长比值3这6个指标间均呈极显著正相关（$P<0.01$），而长度只与50g块根数和单个重量这两个指标有极显著相关性（$P<0.01$），与其他指标均无相关性（$P>0.05$）（表8-8）。从上面可以看出，太子参块根越粗、越长，单个块根越重，50g块根数也就越少。但是越长的块根，直径不一定大，而且在市场上和实际生产中也是偏向于直径大小。

表8-6　药材市场太子参商品药材各指标测定结果

编号	药材市场	药材市场的商品产地	市场分级	长度/cm	上中部直径/mm	中部直径/mm	尾部直径/mm	单个重量/g	50克块根数
1		安徽宣州	统货	3.41	3.19	2.59	1.45	0.21	220
2		安徽宣州	中选	3.49	3.83	3.10	1.75	0.31	203
3		安徽宣州	大选	4.03	4.52	3.38	1.81	0.45	119
4		安徽宣州	小选	3.65	4.20	2.86	1.72	0.31	193
5		福建柘荣	中选	3.38	3.82	3.10	1.68	0.29	196
6	河北安国药材市场	福建柘荣	统货	3.52	3.31	2.33	1.52	0.21	276
7		福建柘荣	大选	3.33	4.44	3.53	2.03	0.40	135
8		福建柘荣	小选	3.43	3.92	3.00	1.85	0.31	193
9		贵州黄平	小选	3.43	3.63	2.98	1.39	0.27	259
10		贵州黄平	大选	3.60	3.97	3.33	1.50	0.35	161
11		贵州黄平	统货	3.47	2.33	1.98	1.14	0.13	425
12		浙江磐安	中选	3.45	3.66	2.94	1.53	0.25	224

续表

编号	药材市场	药材市场的商品产地	市场分级	长度/cm	上中部直径/mm	中部直径/mm	尾部直径/mm	单个重量/g	50克块根数
13		浙江磐安	统货	3.29	3.29	2.64	1.42	0.20	285
14		浙江磐安	大选	4.02	4.65	3.51	1.76	0.46	117
15		浙江磐安	小选	3.67	4.00	3.10	1.71	0.33	167
16		福建柘荣	选货	3.59	4.25	3.35	2.07	0.37	168
17		福建柘荣	统货	3.32	3.06	2.31	1.32	0.18	326
18	安徽亳州药材市场	贵州施秉1	选货	3.21	4.20	3.24	1.84	0.31	162
19		贵州施秉2	选货	4.15	4.48	3.62	2.05	0.48	122
20		贵州施秉	统货	3.51	3.19	2.61	1.56	0.22	356
21		安徽宣城	选货	3.88	4.44	3.70	2.10	0.44	144
22		安徽宣	统货	3.96	3.41	2.48	1.37	0.27	220
23		贵州牛大场	大选	3.57	5.15	4.40	1.97	0.59	98
24	贵州施秉牛大场药材市场	贵州牛大场	中选	4.11	4.13	3.39	1.53	0.43	124
25		贵州牛大场	小选	3.40	3.85	3.32	1.79	0.34	146
26		贵州牛大场	统货	3.55	2.99	2.53	1.22	0.20	244

表8-7 药材市场太子参商品药材外观性状指标描述统计

指标	极小值	极大值	均值	标准差	变异幅度	变异系数/%
长度/cm	3.21	4.15	3.59	0.27	0.94	7.45
上中部直径/mm	2.33	5.15	3.84	0.63	2.82	16.31
中部直径/mm	1.98	4.40	3.05	0.53	2.42	17.29
尾部直径/mm	1.14	2.10	1.66	0.27	0.96	16.22
单个重量/g	0.13	0.59	0.32	0.11	0.46	34.37
50g块根数/个	98.00	425.00	203.19	80.39	327.00	39.56
粗长比值1	0.07	0.14	0.11	0.02	0.08	18.18
粗长比值2	0.06	0.12	0.09	0.01	0.07	11.11
粗长比值3	0.03	0.06	0.05	0.01	0.03	20.00

表8-8　药材市场太子参商品药材外观性状各指标间相关性分析

指标	等级	上中部直径/mm	中部直径/mm	尾部直径/mm	单个重量/g	50g块根数/个	长度/cm	粗长比值1	粗长比值2	粗长比值3
等级	1									
上中部直径/mm	0.761[2]	1								
中部直径/mm	0.762[2]	0.941[2]	1							
尾部直径/mm	0.629[2]	0.850[2]	0.808[2]	1						
单个重量/g	0.689[2]	0.948[2]	0.950[2]	0.778[2]	1					
50g块根数/个	−0.701[2]	−0.922[2]	−0.897[2]	−0.749[2]	−0.913[2]	1				
长度/cm	0.125	0.384	0.316	0.203	0.544[2]	−0.446[1]	1			
粗长比值1	0.767[2]	0.890[2]	0.860[2]	0.817[2]	0.753[2]	−0.774[2]	−0.074	1		
粗长比值2	0.743[2]	0.808[2]	0.899[2]	0.750[2]	0.743[2]	−0.736[2]	−0.122	0.937[2]	1	
粗长比值3	0.578[2]	0.674[2]	00.661[2]	0.899[2]	0.531[2]	−0.553[2]	−0.239	0.848[2]	0.803[2]	1

4. 结论

各采样地太子参药材外观性状指标差异性分析较一致，均在长度、上中部直径、单个重量、50g块根数这4个指标差异明显，从传统经验鉴别上可区分药材的商品品相优劣。此外，太子参药材块根长度与直径无相关性，以长度指标评价太子参药材好坏与传统上短粗型为优等品的观点相悖。药材市场上太子参等级与各指标的相关性分析表明，目前市场上太子参等级与直径、重量、块根数等传统鉴别指标呈极显著相关性。通过对太子参药材外观性状各指标及市场现有等级相关分析，确定上中部直径、中部直径、尾部直径、单个重量、50g块根数及粗长比值1、粗长比值2、粗长比值共8个指标作为太子参商品药材规格等级标准制定中的筛选指标。

二、太子参药材内在质量特征分析

（一）水分、灰分、浸出物含量测定及薄层鉴别

1. 实验材料

本研究所用材料为在前面采样获得的样品材料中各省区随机抽取3份得到的太子参样品，共计18份。

2. 研究方法

本研究测定的水分、灰分、水溶性浸出物和薄层鉴别等方法均参照《中国药典》2015年版中太子参项下的标准检测方法。

3. 结果与分析

（1）太子参药材中水分、灰分、水溶性浸出物检测：18批太子参样品水分在5%~8%左右，均达到了药典规定的不得过14%的规定，其中江苏句容马埂村太子参样品中水分含量最高（8.66%）。从各主产区和药材市场的各指标含量比较可知（图8-3），贵州产区的太子参药材中水溶性浸出物含量最高（45.77%），江苏产区的最低（34.64%）；水分含量以江苏产区的太子参药材最高（7.80%），安徽产区的最低（5.81%）；各产区总灰分差异不大，均在3%左

右。从各产区与药材市场对比发现，相同省区的太子参药材，市场上的和采样地的在水溶性浸出物上存在较大差异，这可能与市场上的药材经过加工以及存放时间有关。本研究还发现，药材市场上的太子参药材中总灰分含量明显比实地采样得到的太子参药材含量低，最低的仅为1.68%，最高的为2.95%，均达到药典标准规定的不得过4%。说明本研究所得到的太子参样品均是合格的药材，可以用以进行太子参商品规格等级标准的研究，见表8-9。

表8-9 太子参药材中水分、灰分和水溶性浸出物测定结果（n=2）

编号	产地	水溶性浸出物/%	水分/%	总灰分/%
1	贵州施秉县牛大场镇牛大场村	44.92	6.35	2.89
2	贵州余庆县白泥镇民同村	46.72	5.85	3.53
3	贵州黄平县一碗水乡水淹塘村	45.66	6.31	2.38
4	山东临沂市临沭县南古镇	37.51	7.63	2.59
5	山东临沂市罗庄区册山后村	39.78	7.54	2.33
6	山东临沂市沂南县葛沟镇居泉村	34.43	7.53	3.08
7	江苏句容市袁巷乡马埂村	32.17	8.66	2.54
8	江苏镇江市丹徒区高资镇	36.02	8.07	2.35
9	江苏句容市方山茶场	35.72	6.66	3.36
10	福建福安市潭头镇东昆村	38.35	6.34	2.74
11	福建柘荣县东源乡岩潭村	39.25	6.20	2.71
12	福建寿宁县南洋镇韩头村	38.33	6.20	2.71
13	安徽六安市霍山县落儿岭镇古桥畈村	38.98	6.00	3.64
14	安徽宣城市黄渡乡汤村	47.20	5.54	3.99
15	安徽宣城市向阳乡板桥村1	48.83	5.90	3.28
16	亳州市场-安徽宣城	31.85	6.62	2.95
17	贵州市场-贵州牛大场	41.60	6.52	1.68
18	安国市场-福建柘荣	31.74	6.66	1.99

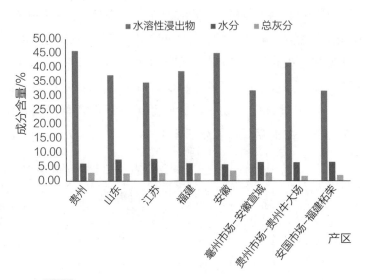

图8-3　栽培主产区和药材市场的太子参药材质量测定结果

（2）薄层色谱鉴别：薄层色谱鉴别结果显示，图8-4A中5个省区以及一个药材市场上的太子参药材样品均与对照药材在相应的位置显示紫红色的斑点，且各省区并没有明显的区别，均有5个斑点，其中第二个斑点最大，这也与药材中某种化学成分的含量高有很大关系。图8-4B为贵州产区药材与福建产区药材的对比情况，从斑点显示的情况看出，除去点样量误差对斑点大小影响外，两个主产区在薄层色谱图上无明显差异。图8-4C为实地采样的太子参样品与药材市场得到的太子参样品的对比，从图中发现，两种来源途径的药材之间同样无差异。

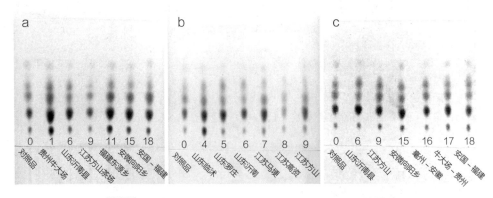

图8-4　栽培主产区和药材市场的太子参药材薄层色谱图

4. 结论

所检测的样品，水分、浸出物、总灰分和薄层鉴别均达到2015版《中国药典》的要求，表明研究所用材料符合药典要求。

（二）太子参环肽B的含量测定

1. 实验材料

同本章"一、药材外观质量特征分析"项下材料。

2. 研究方法

参考第二章"二、新品种的品质比较分析"中太子参环肽B含量的测定方法。

3. 结果与分析

由太子参环肽B含量测定结果（表8-10，表8-11）可以看出，市场上的太子参样品中含有的太子参环肽B含量较低，且在最低检测限下，福建太子参样品中基本未检测出太子参环肽B。通过比较不同等级的太子参中太子参环肽B含量可知，等级越高，即块根越粗，其块根中含有的太子参环肽B含量越低（图8-5）。由全国各采样地太子参样品可知，安徽六安市、宣城市，江苏句容市，贵州施秉、丹寨这几个产地的太子参环肽B含量较高。对太子参样品五个主产区的太子参环肽B平均含量间的差异性进行比较（图8-6），太子参环肽B的平均含量值大小为江苏>安徽>贵州>山东>福建，且安徽省和贵州省两个主产区的太子参药材中太子参环肽B含量相近；各主产区下各产地太子参药材中太子参环肽B含量之间也存在差异性，其差异性大小为安徽>贵州>江苏>山东>福建，安徽省各产地太子参药材中太子参环肽B含量差异最大，主要可能是由产地的生境不同所致，而山东省各产地由于距离较近，生境大致相同，因此在太子参药材含量水平上差异不大。

表8-10 药材市场的太子参商品药材中太子参环肽B含量检测结果（n=2）

药材市场	编号	药材市场的商品产地	市场分级	样品编号	太子参环肽 B/%
安徽亳州药材市场	1	贵州施秉	选货1	BZ-GZSB1-XH	0.0001

续表

药材市场	编号	药材市场的商品产地	市场分级	样品编号	太子参环肽 B/%
安徽亳州药材市场	2	贵州施秉	选货2	BZ–GZSB2–XH	0.0098
	3	贵州施秉	统货	BZ–GZSB–TH	0.0122
	4	安徽宣州	选货	BZ–AHXZ–XH	0.0143
	5	安徽宣州	统货	BZ–AHXZ–TH	0.0147
	6	福建柘荣	选货	BZ–FJZR–XH	0.0001
	7	福建柘荣	统货	BZ–FJZR–TH	0.0001
河北安国药材市场	1	安徽宣州	大选	AG–AHXZ–DX	0.0007
	2	安徽宣州	小选	AG–AHXZ–XX	0.0008
	3	安徽宣州	中选	AG–AHXZ–BY	0.0089
	4	安徽宣州	统货	AG–AHXZ–TH	0.0083
	5	福建柘荣	大选	AG–FJZR–DX	0.0002
	6	福建柘荣	小选	AG–FJZR–XX	0.0000
	7	福建柘荣	中选	AG–FJZR–HD	0.0010
	8	福建柘荣	统货	AG–FJZR–TH	0.0002
	9	浙江磐安	大选	AG–ZJQA–DX	0.0173
	10	浙江磐安	小选	AG–ZJQA–XX	0.0191
	11	浙江磐安	中选	AG–ZJQA–HD	0.0214
	12	浙江磐安	统货	AG–ZJQA–TH	0.0232
	13	贵州黄平	大选	AG–GZHP–DX	0.0156
	14	贵州黄平	小选	AG–GZHP–XX	0.0164
	15	贵州黄平	统货	AG–GZHP–TH	0.0217
贵州施秉牛大场市场	1	贵州施秉牛大场	大选	GSN–DX	0.0108
	2	贵州施秉牛大场	中选	GSN–ZX	0.0121
	3	贵州施秉牛大场	小选	GSN–XX	0.0132
	4	贵州施秉牛大场	统货	GSN–TH	0.0145

表8-11　实地采样的太子参药材中太子参环肽B含量检测结果

编号	采样地	样品编号	太子参环肽B/%
1	山东临沂市临沭县南古镇	SD-LY-LS	0.0123
2	山东临沂市罗庄区册山后村	SD-LY-LZQ	0.0124
3	山东临沂市沂南县葛沟镇居泉村	SD-LY-YN	0.0147
4	山东临沂市河东区重沟镇万家湖村	SD-LY-HDQ	0.0127
5	江苏镇江市丹徒区高资镇	JS-ZJ-DT	0.0242
6	江苏句容市方山茶场	JS-JR-XSCC	0.0247
7	江苏句容市袁巷乡马埂村	JS-JR-MG	0.0298
8	安徽六安市霍山落儿岭镇古桥畈村1	AH-LA-HS	0.0186
9	安徽六安市霍山县落儿岭古桥畈村2	AH-LA-HS-T	0.0253
10	安徽六安市舒城县马河口镇杨家村	AH-LA-YJC	0.0261
11	安徽六安市舒城县孔集镇舒丰村	AH-LA-SFC	0.0343
12	安徽六安市裕安区分路口镇莲花庵村	AH-LA-LHAC	0.0222
13	安徽广德市东亭乡阳岱山村	AH-GD-DTX	0.0065
14	安徽宣城市黄渡乡汤村	AH-XZ-TC	0.0204
15	安徽宣城市向阳乡板桥村2	AH-XZ-BQC-Y	0.0128
16	安徽宣城市向阳乡板桥村	AH-XC-BQC-Z	0.0188
17	安徽广德市誓节镇花鼓村	AH-GD-HG	0.0124
18	福建寿宁县武曲镇大韩村	FJ-SN-WQZ	0.0002
19	福建寿宁县南洋镇韩头村	FI-SN-NYZ	0.0001
20	福建福安市潭头镇东昆村	FJ-FA-TTZ	0.0001
21	福建福安市上白石镇财洪村	FJ-FA-CHC	0
22	福建柘荣县楮坪乡彭家山村	FJ-ZR-CPX	
23	福建柘荣县英山乡田头洋村	FJ-ZR-YSX	0
24	福建柘荣县东源乡岩潭村	FJ-ZR-YTC	0.0001
25	福建柘荣县东源乡东岩村	FJ-ZR-DYC	
26	福建柘荣县宅中乡宅中村	FI-ZR-ZZC	0
27	福建霞浦县柏洋镇柏洋村	FJ-XP-BYC	0
28	福建柘荣县乍洋乡洋头村	FJ-ZR-ZYX	0
29	福建柘荣县乍洋乡石山村	FJ-ZR-SSC	0

续表

编号	采样地	样品编号	太子参环肽B/%
30	福建福鼎市管阳镇管阳村	FJ–FD–GYC	0
31	贵州施秉县城关镇新红村	GZ–SB–XHC	0.0118
32	贵州黔西县锦星镇白泥村	GZ–QX–JXZ	0.0258
33	贵州玉屏县田坪镇长春垅村	GZ–YP–CCLC	0.0238
34	贵州施秉县牛大场镇石桥村	GZ–SB–SQC	0.0161
35	贵州施秉县城关镇下翁哨村	GZ–SB–XWSC	0.0231
36	贵州清镇市王庄乡罗田村	GZ–GY–WZX	0.0111
37	贵州丹寨县扬武乡黑石头农场	GZ–DZ–YWX	0.0267
38	贵州平塘县白龙乡龙兴村	GZ–PT–LXC	0.0171
39	贵州施秉县牛大场镇牛大场村	GZ–SB–NDCC	0.0248
40	贵州贵阳市花溪马铃乡	GZ–GY–HX	0.0188
41	贵州镇远县涌溪乡花滩村	GZ–ZY–HTC	0.016
42	贵州福泉市龙昌镇老落田村	GZ–WA	0.0208
43	贵州施秉县甘溪乡盐井村	GZ–SB–YJC	0.0122
44	贵州余庆县白泥镇民同村	GZ–YQ–MTC	0.0188
45	贵州施秉县甘溪乡高碑村	GZ–SB–GBC	0.014
46	贵州黄平县一碗水乡水淹塘村	GZ–HP–YXZ	0.0143

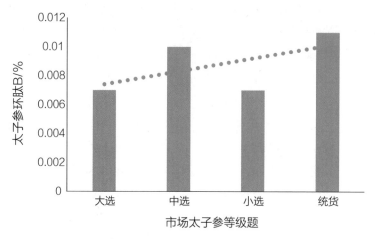

图8-5 药材市场上不同等级太子参药材中太子参环肽B含量比较

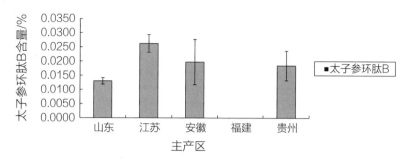

图8-6　不同产区太子参药材中太子参环肽B含量比较

4. 结论

福建产区的太子参药材中太子参环肽B含量极低，甚至未检出，与其他产区相比存在明显的区域性。2010年版《中国药典》中是以太子参环肽B作为太子参药材质量检测指标，但随后又在第一增补本中取消了这一指标，表明环肽HB物质作为太子参药材质量评价指标尚有待商榷之处。而且市场上一直以外观纺锤形、粗大的太子参块根为优，反而越细小的块根测得的太子参环肽B含量较高，因此以太子参环肽B含量来评价太子参药材质量优劣还不够准确。

（三）太子参多糖的含量测定

1. 实验材料

同本章"一、药材外观质量特征分析"项下材料。

2. 方研究法

同第二章"一、优良品系的筛选与评价，研究方法（4）多糖含量测定"测定多糖。

3. 结果与分析

多糖含量结果见表8-12，表8-13。由市场上太子参样品多糖测定结果可以得出，等级越高，太子参块根中多糖含量越高；即大选＞中选＞小选＞统货（图8-7）。太子参内在质量与以外观性状分等级的标准相一致。对各主产区的多糖平均含量及其各产地之间的差异性进行比较（图8-8），各主产区太子参多糖的平均含量大小为江苏＞山东＞贵州＞福建＞安徽；在各主产区中，由于不同产地气候、土壤等环境因素的影响，各产地太子参多糖含量又存在明显差异，其差异性大小为贵州＞安徽＞福建＞山东＞江苏。

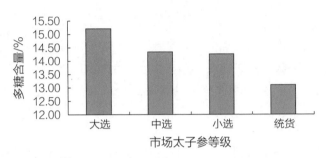

图8-7　市场上不同等级太子参多糖含量比较

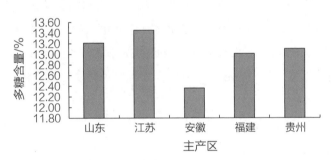

图8-8　5个主产区多糖平均含量的比较

　　太子参多糖是太子参的有效成分之一，也是太子参质量评价的重要指标，具有抗应激、抗疲劳、增强免疫等作用。通过对全国药材市场上太子参进行多糖含量的测定，结果表明太子参多糖含量平均在10.87%～16.2%。市场上不同产地、不同等级之间多糖含量存在差异，以河北安国药材市场购买的福建柘荣太子参大选样品多糖含量最高，为16.2%；来自贵州施秉牛大场的太子参统货样品多糖含量最低，为10.9%。对五个产区之间的太子参多糖的平均含量进行比较，江苏太子参的多糖的平均含量最高，为13.4%，安徽太子参的多糖平均含量最低，为12.4%。而来源于同一产地的太子参样品其多糖含量随着等级增大而增大。本研究与晏春耕等等得到的粗大饱满的太子参药材多糖含量越高，品质越好相一致见（表8-12，表8-13）。

表8-12　药材市场上太子参商品药材中多糖含量测定结果

编号	药材市场	药材市场的商品产地	市场分级	多糖/%
1		安徽宣城	统货	13.67
2		安徽宣城	中选	15.65
3		安徽宣城	大选	15.97
4		安徽宣城	小选	14.92
5		福建柘荣	中选	15.71
6		福建柘荣	统货	14.67
7		福建柘荣	大选	16.20
8	河北安国药材市场	福建柘荣	小选	15.17
9		贵州黄平	小选	13.28
10		贵州黄平	大选	13.49
11		贵州黄平	统货	12.94
12		浙江磐安	中选	13.10
13		浙江磐安	统货	12.71
14		浙江磐安	大选	15.19
15		浙江磐安	小选	13.69
16		福建柘荣	选货	13.27
17		福建柘荣	统货	11.50
18		贵州施秉1	选货	14.34
19	安徽亳州药材市场	贵州施秉2	选货	14.50
20		贵州施秉	统货	14.20
21		安徽宣城	选货	13.56
22		安徽宣城	统货	14.80

续表

编号	药材市场	药材市场的商品产地	市场分级	多糖/%
23	贵州施秉牛大场药材市场	贵州牛大场	大选	13.23
24		贵州牛大场	中选	12.90
25		贵州牛大场	小选	12.79
26		贵州牛大场	统货	10.87

表8-13 实地采样的太子参药材中多糖含量检测结果

编号	采样地	多糖/%
1	山东临沂市临沭县南古镇	13.53
2	山东临沂市罗庄区册山后村	13.50
3	山东临沂市沂南县葛沟镇居泉村	12.05
4	山东临沂市河东区重沟镇万家湖村	13.75
5	江苏镇江市丹徒区高资镇	14.04
6	江苏句容市乡山茶场	12.68
7	江苏句容市袁巷乡马埂村	13.63
8	安徽六安市霍山县落儿岭镇古桥畈村1	11.76
9	安徽六安市霍山县落儿岭镇古桥畈村2	11.28
10	安徽六安市舒城县马河口镇杨家村	13.08
11	安徽六安市舒城县孔集镇舒丰村	13.08
12	安徽六安市裕安区分路口镇莲花庵村	15.56
13	安徽广德市东亭乡阳岱山村	11.62
14	安徽宣城市黄渡乡汤村	9.50
15	安徽宣城市向阳乡板桥村2	11.56
16	安徽宣城市向阳乡板桥村1	12.45
17	安徽广德市誓节镇花鼓村	13.71
18	福建寿宁县武曲镇大韩村	13.05

续表

编号	采样地	多糖/%
19	福建寿宁县南洋镇韩头村	13.63
20	福建福安市潭头镇东昆村	13.92
21	福建福安市上白石镇财洪村	11.45
22	福建柘荣县楮坪乡彭家山村	11.55
23	福建柘荣县英山乡田头洋村	13.16
24	福建柘荣县东源乡岩潭村	12.66
25	福建柘荣县东源乡东岩村	12.16
26	福建柘荣县宅中乡宅中村	14.05
27	福建霞浦县柏洋镇柏洋村	14.07
28	福建柘荣县乍洋乡洋头村	14.05
29	福建柘荣县乍洋乡石山村	11.89
30	福建福鼎市管阳镇管阳村	13.53
31	贵州施秉县城关镇新红村	16.00
32	贵州黔西县锦星镇白泥村	12.50
33	贵州玉屏县田坪镇长春垅村	13.02
34	贵州施秉县牛大场镇石桥村	14.80
35	贵州施秉县城关镇下翁哨村	16.56
36	贵州清镇市王庄乡罗田村	13.95
37	贵州丹寨县扬武乡黑石头农场	12.87
38	贵州平塘县白龙乡龙兴村	14.82
39	贵州施秉县牛大场镇牛大场村	13.76
40	贵州贵阳市花溪区马铃乡	12.22
41	贵州镇远县涌溪乡花滩村	11.78
42	贵州福泉市龙昌镇老落田村	12.58
43	贵州施秉县甘溪乡盐井村	10.87

续表

编号	采样地	多糖/%
44	贵州余庆县白泥镇民同村	9.05
45	贵州施秉县甘溪乡高碑村	11.76
46	贵州黄平县一碗水乡水淹塘村	13.00

4. 结论

市场上和不同省区采集的太子参多糖平均含量差异均不大，平均含量在10%左右。但省内不同产地间还是存在较大差异的，其中采样地太子参多糖含量最低的产地为贵州余庆县为9.17%，含量最高的为贵州施秉城关镇，达到16.56%。说明不同产地太子参药材中多糖含量分布区域性不明显，即全国太子参主产区总体分布较均一，但在省内水平上差异明显。

（四）指纹图谱研究

1. 实验材料

收集到安徽、山东、福建、江苏、贵州5个主产地的太子参药材53批，具体信息见表8-14。

表8-14 太子参样品产地信息

编号	产地	海拔/m	经纬/°	纬度/°
S-1	贵州施秉县甘溪乡盐井村	1100	108.24	27.0647
S-2	贵州施秉县城关镇新红村	945	108.072	27.1013
S-3	贵州黔西县锦星镇白泥村	1270	105.923	26.9885
S-4	贵州玉屏县田平镇长冲垅村	520	109.1167	27.409
S-5	贵州施秉城关镇下翁哨村	778	108.1773	27.0689
S-6	贵州清镇王庄乡罗田村	1252	106.2601	26.7667
S-7	贵州丹寨县扬武乡黑石头村	860	107.8784	26.1817

编号	产地	海拔/m	经纬/°	纬度/°
S-8	贵州平塘县白龙乡龙兴村	780	107.2704	25.9278
S-9	贵州施秉县牛大场镇牛大场村	934	107.9253	27.1402
S-10	贵州贵阳市花溪马铃乡平山村	1078	106.5864	26.2742
S-11	贵州贵阳市花溪马铃乡平山村	1039	106.5862	26.2744
S-12	贵州镇远县涌溪乡花滩村	649	108.3457	27.0058
S-13	贵州镇远县涌溪乡花滩村	630	108.3456	27.0057
S-14	贵州余庆县白泥镇民同村	780	107.9029	27.2128
S-15	贵州余庆县白泥镇民同村	789	107.9028	27.2127
S-16	贵州施秉县甘溪乡高碑村	640	108.2214	27.0433
S-17	贵州施秉县甘溪乡高碑村	658	108.2216	27.0435
S-18	贵州黄平县一碗水乡水淹塘村	970	107.8918	27.1316
S-19	贵州黄平县一碗水乡水淹塘村	935	107.8915	27.1318
S-20	贵州铜仁市印江自治县天堂镇百户村	726	108.5541	28.1532
S-21	贵州瓮安县玉山镇岩坑村	1221	107.4567	27.0777
S-22	福建寿宁县武曲镇大韩村	92	119.5521	27.2567
S-23	福建寿宁县南洋镇韩头村	558	119.573	27.3816
S-24	福建福安市潭头镇东昆村	55	119.6698	27.1846
S-25	福建福安市上白石镇财洪村	84	119.7018	27.2248
S-26	福建拓荣县楮坪香彭家山村	635	119.7767	27.2468
S-27	福建拓荣县英山乡田头洋村	853	119.8198	27.2754
S-28	福建拓荣县东源乡岩潭村	683	119.9031	27.2032
S-29	福建拓荣县东源乡东岩村	1041	119.9288	27.1418
S-30	福建拓荣县宅中乡宅中村	556	119.8598	27.1223
S-31	福建霞浦县柏洋镇柏洋村	603	119.8689	27.0502
S-32	福建拓荣县乍洋乡洋头村	724	119.9722	27.2421

续表

编号	产地	海拔/m	经纬/°	纬度/°
S–33	福建拓荣县乍洋乡石山村	417	120.0046	27.1874
S–34	福建福鼎市管阳镇管阳村	578	120.0356	27.2565
S–35	福建柘荣县英山乡凤洋村–柘荣1号			
S–36	福建柘荣县英山乡凤洋村–柘荣2号	807	119.8221	27.2675
S–37	福建柘荣县英山乡凤洋村–柘荣3号			
S–38	江苏省丹资区徒高资镇勤峰村	10	119.3121	32.1681
S–39	江苏溧阳市大上黄镇琅玕村	7	119.4794	31.388
S–40	江苏句容市禾王镇马山村	369	119.282	31.668
S–41	安徽六安市霍山落儿岭镇古桥畈村	143	119.1887	31.3618
S–42	安徽六安市霍山落儿岭镇古桥畈村	130	119.1882	31.3620
S–43	安徽六安市舒城县马口河镇杨家村	45	116.9111	31.3784
S–44	安徽六安市舒城县孔集镇舒丰村	14	117.0169	31.4515
S–45	安徽六安市裕安区分路口镇莲花庵村	42	116.3838	31.7395
S–46	安徽广德市东亭乡阳岱山村	102	119.5363	30.8157
S–47	安徽宣城市黄渡乡汤村	83	118.8998	30.8052
S–48	安徽宣城市向阳乡板桥村	50	118.7943	30.8632
S–49	安徽宣城市向阳乡板桥村	60	118.7949	30.8637
S–50	安徽宣城市向阳乡板桥村	55	118.7952	30.8639
S–51	安徽广德市哲节镇花鼓村	50	119.2494	30.92
S–52	山东临沂市沂市沂南县葛沟镇居泉村	137	118.5727	35.3567
S–53	山东临沂市河东区重沟村万家湖村	71	118.5049	34.9867

2. 研究方法

（1）色谱条件的考察：太子参所含化学组分大多在202nm有处吸收，接近末端吸收，故选择乙腈作为有机相，考察乙腈—水系统不同比例对色谱峰的影响，确定洗脱条件。切换不同的检测波长，对比不同时间段的色谱峰的数量、峰型，以确定最佳吸收波长。

（2）供试品制备方法的考察：①提取溶剂的比较，考察50%甲醇、80%甲醇、甲醇、50%乙醇、80%乙醇、无水乙醇、乙酸乙酯、石油醚对色谱峰数量和面积的影响。②提取方法的比较，以优选的溶剂为提取溶剂，考察超声提取与加热回流提取对色谱峰的影响。③提取时间的比较，以确定的提取溶剂、方法，考察30分钟、45分钟、60分钟、75分钟、90分钟对色谱峰的影响。

（3）对照品的制备：称取太子参环肽B对照品适量，精密称定，置量瓶中，加甲醇至刻度线，摇匀，得浓度为305.0μg/ml的对照品储备液。再取对照品储备液适量，加甲醇稀释制成24.4μg/ml的对照品溶液。

（4）方法学考察：①精密度考察，精密称取S1号药材粉末约2g，按确定的提取方法制备供试品溶液，按确定的色谱条件进行测定，连续进样6次测定，计算各峰相对保留时间和相对峰面积的RSD值。②重复性考察，精密称取S1号药材粉末约2g，共6份，制备供试品溶液，测定色谱峰，计算相似度和共有峰相对保留时间、相对峰面积的RSD值。③稳定性考察，精密称取S1号药材粉末约2g，制备供试品溶液，分别于0、2、4、8、16、24小时进样测定，记录色谱峰，计算相似度和共有峰相对保留时间、相对峰面积的RSD值。

（5）样品测定及指纹图谱的建立：取表8-14中材料，按确定的方法制备供试品溶液，按优选的色谱条件测定，记录指纹图谱。以空白样品的指纹图谱，扣除溶剂峰，将图谱数据导入"中药色谱指纹图谱相似度评价系统（2012.1版本）"软件处理，以S1号样品色谱图作为参照图谱，色谱峰自动匹配，生成对照指纹图谱。

（6）太子参指纹图谱的评价：①相似度评价，利用国家药典委员会"中药色谱指纹图谱相似度评价系统（2012.1版本）"对53批太子参药材指指纹图谱进行评价。②聚类分析，将太子参指纹图谱的共有峰相对称样量量化，以SPSS 16.0软件进行Q型聚类分析。采用组间连接法，以余弦距离法作为不同太子样品间距离的计算方法，进行系统聚类。③主成分分析，将太子参指纹图谱的共有峰相对称样量量化，以SPSS 16.0软件对各量化后的数据进行标准化处理，对53批太子参样品数据进行主成分分析。综合各主成分的特征值和方差，选择主成分，根据所提取的主成分载荷计算主成分得分。④OPLS-DA（正交最小二乘法）分析，将太子参指纹图谱的共有峰相对称样量量化，以SIMA

14.1软件计算各共有峰的VIP值，得出对太子参质量差异性贡献较大的因子。

（7）共有峰的鉴定：采用质谱法对共有峰进行鉴定，质谱条件为电喷雾离子源（ESI）正离子模式；参比离子m/z 121.050873、922.009798；质量扫描范围m/z 80～1700，毛细管电压3500V；碰撞能10～40V；干燥气温度300℃；雾化气压力35 psi。

3. 结果与分析

（1）洗脱条件及检测波长的确定：通过对乙腈—水系统不同的比例考察，按表8-15比例梯度洗脱，各峰分离度良好。观察各波段的指纹图谱，发现溶剂峰随波长的增加而减少，但检测波长的增加，指纹图谱峰的数量也急剧减少。综合各波段不同时间的色谱峰数量、峰形及溶剂峰的影响，检测波长选择见表8-16。

表8-15　流动相洗脱条件

时间/min	乙腈/%	0.1%磷酸水/%
0.00	0.65	99.35
3.50	0.65	99.35
3.60	7.50	92.50
8.50	12.00	88.00
12.00	13.00	87.00
23.00	28.00	72.00
26.50	30.00	70.00
27.00	60.00	40.00
40.00	99.00	1.00
50.00	99.00	1.00

表8-16　指纹图谱波长切换条件

时间/min	波长/nm	带宽/nm
0.00～8.50	220	4
8.50～14.00	202	4
14.00～20.00	280	4
20.00至结束	202	4

（2）供试品提取方法的确定：以50%、80%甲醇与50%乙醇作溶剂，所得的有效峰数较多，且总峰面积较大。以80%乙醇、甲醇、无水乙醇、乙酸乙酯、石油醚作溶剂，所检测到的色谱峰较少，总面积较小，峰形较差；50%甲醇、50%乙醇相较于80%乙醇，所得色谱峰形较差，总峰面积较小。故选择80%甲醇为提取溶剂，见表8-17。

表8-17 不同提取溶剂的出峰数及总峰面积

溶剂类型	峰数	总峰面积
50%甲醇	41	6031.676
80%甲醇	36	6716.336
甲醇	25	337.516
50%乙醇	39	6491.522
80%乙醇	28	4910.265
无水乙醇	38	1611.158
乙酸乙酯	7	1834.751
石油醚	20	7748.526

加热回流提取与超声提取所得到的色谱峰数相同，差异并不大。从操作的方便性考虑，选择超声作为提取方法，见表8-18。随着提取时间的延长总峰面积逐渐增加，当提取时间大于75分钟时，趋于平稳，综合考虑提取时间和提取效率，选择75分钟为提取时间，见表8-19。

表8-18 不同提取方式的出峰数及总峰面积

提取方式	峰数	总峰面积
超声	36	6716.336
回流	36	6405.845

表8-19 不同提取时间出峰数及总峰面积

提取时间	峰数	总峰面积
30min	41	6447.808
45min	40	6600.063

续表

提取时间	峰数	总峰面积
60min	40	6768.301
75min	43	7100.859
90min	44	7221.528

（3）指纹图谱的方法学考察：精密度考察结果表明，各共有峰相对保留时间的RSD值均小于1%（表8-20），相对峰面积的RSD均小于2%（表8-21），各指纹图谱的相似度均为1（表8-22），说明该方法精密度良好。

表8-20　精密度试验各指纹图谱共有峰保留时间

编号	1	2	3	4	5	6	RSD/%
峰1	4.308	4.307	4.316	4.320	4.317	4.320	0.164
峰2	5.943	5.944	5.951	5.950	5.953	5.956	0.112
峰3	7.422	7.418	7.427	7.429	7.430	7.435	0.110
峰4	7.862	7.858	7.864	7.868	7.867	7.871	0.082
峰5	7.972	7.968	7.973	7.977	7.976	7.980	0.079
峰6	8.314	8.309	8.314	8.318	8.316	8.320	0.074
峰7	10.287	10.271	10.282	10.287	10.276	10.289	0.087
峰8	10.514	10.492	10.507	10.512	10.499	10.519	0.108
峰9	11.062	11.048	11.056	11.066	11.053	11.071	0.094
峰10	11.833	11.811	11.819	11.832	11.820	11.845	0.117
峰11	12.552	12.534	12.536	12.553	12.544	12.560	0.096
峰12	13.224	13.210	13.216	13.231	13.228	13.243	0.106
峰13	14.332	14.321	14.322	14.332	14.329	14.333	0.054
峰14	16.384	16.374	16.380	16.378	16.378	16.380	0.035
峰15	16.638	16.626	16.630	16.631	16.630	16.633	0.035
峰16	16.876	16.865	16.868	16.869	16.868	16.871	0.034

续表

编号	1	2	3	4	5	6	RSD/%
峰17	17.798	17.788	17.785	17.790	17.790	17.795	0.031
峰18	20.854	20.851	20.844	20.845	20.849	20.849	0.017
峰19	24.167	24.166	24.166	24.161	24.171	24.170	0.031
峰20	25.793	25.793	25.780	25.774	25.781	25.781	0.000
峰21	26.691	26.691	26.685	26.680	26.692	26.693	0.025
峰22	31.345	31.344	31.344	31.341	31.342	31.346	0.028
峰23	32.516	32.514	32.514	32.510	32.512	32.515	0.025
峰24	32.636	32.634	32.635	32.630	32.633	32.636	0.026
峰25	33.247	33.245	33.245	33.242	33.244	33.247	0.027
峰26	35.081	35.078	35.080	35.076	35.079	35.082	0.029
峰27	36.734	36.733	36.735	36.733	36.735	36.737	0.031
峰28	38.625	38.625	38.627	38.627	38.630	38.632	0.035

表8-21　精密度试验各指纹图谱共有峰峰面积

编号	1	2	3	4	5	6	RSD/%
峰1	89.972	89.370	89.791	89.253	89.858	89.506	0.512
峰2	521.028	519.497	520.187	520.584	521.273	522.439	0.507
峰3	46.421	46.729	46.937	47.082	46.891	46.960	0.624
峰4	83.082	83.176	83.382	82.474	81.899	81.661	0.579
峰5	642.064	641.480	641.188	641.310	641.905	642.532	0.407
峰6	21.851	21.764	21.861	21.517	21.583	21.656	0.536
峰7	77.157	77.352	79.018	77.347	78.422	76.257	1.192
峰8	90.236	91.515	90.513	91.205	91.021	91.747	0.818
峰9	399.839	399.445	397.543	393.696	393.501	395.181	0.584
峰10	547.664	547.657	547.564	546.906	546.229	547.734	0.300

续表

编号	1	2	3	4	5	6	RSD/%
峰11	56.380	54.758	55.034	55.910	55.488	55.893	1.272
峰12	100.877	101.198	102.218	101.974	101.006	100.912	0.410
峰13	43.269	43.015	43.303	43.239	43.178	42.928	0.381
峰14	37.373	36.766	37.364	36.980	36.635	36.444	0.837
峰15	33.212	33.484	33.487	33.330	32.972	32.612	0.754
峰16	63.514	63.574	63.394	63.411	63.235	63.006	0.272
峰17	132.892	132.343	132.606	132.817	133.035	132.935	0.508
峰18	33.918	33.888	34.329	34.121	34.170	33.853	0.560
峰19	119.479	118.725	118.999	118.996	119.244	119.339	0.514
峰20	595.568	596.853	598.208	596.036	592.647	593.678	0.000
峰21	29.865	29.673	29.896	29.781	29.849	30.027	0.617
峰22	573.752	573.717	574.248	574.061	573.789	574.363	0.343
峰23	41.142	41.704	41.950	41.157	40.748	40.479	1.037
峰24	55.694	56.555	56.140	55.984	56.159	56.695	0.789
峰25	28.062	27.898	27.897	27.916	27.961	27.975	0.491
峰26	38.913	38.727	38.767	38.914	39.063	39.113	0.723
峰27	255.391	248.566	255.059	255.070	255.030	248.713	1.344
峰28	76.886	77.064	76.947	76.726	76.842	76.874	0.314

表8-22　精密度试验各指纹图谱相似度

峰编号	1	2	3	4	5	6	对照指纹图谱
1	1						
2	1	1					
3	1	1	1				
4	1	1	1	1			

续表

峰编号	1	2	3	4	5	6	对照指纹图谱
5	1	1	1	1	1		
6	1	1	1	1	1	1	
对照指纹图谱	1	1	1	1	1	1	1

重复性考察结果表明，各共有峰相对保留时间的RSD值均小于1%（表8-23），相对峰面积的RSD值小于3%（表8-24），各指纹图谱相似度均为1（表8-25），说明该方法重复性良好。

表8-23　重复性试验各指纹图谱共有峰保留时间

编号	1	2	3	4	5	6	RSD/%
峰1	4.308	4.325	4.294	4.293	4.290	4.291	0.363
峰2	5.943	5.954	5.942	5.944	5.941	5.941	0.125
峰3	7.422	7.435	7.409	7.409	7.413	7.410	0.182
峰4	7.862	7.869	7.850	7.852	7.856	7.852	0.134
峰5	7.972	7.978	7.959	7.961	7.966	7.961	0.132
峰6	8.314	8.318	8.299	8.299	8.304	8.299	0.140
峰7	10.287	10.286	10.272	10.264	10.279	10.268	0.128
峰8	10.514	10.513	10.492	10.480	10.497	10.484	0.174
峰9	11.062	11.066	11.050	11.042	11.057	11.046	0.122
峰10	11.833	11.832	11.807	11.795	11.808	11.795	0.183
峰11	12.552	12.547	12.532	12.526	12.537	12.527	0.122
峰12	13.224	13.232	13.207	13.202	13.211	13.203	0.133
峰13	14.332	14.327	14.315	14.313	14.316	14.310	0.098
峰14	16.384	16.378	16.370	16.368	16.368	16.366	0.081
峰15	16.638	16.630	16.625	16.622	16.623	16.622	0.075
峰16	16.876	16.868	16.863	16.859	16.860	16.860	0.075

续表

编号	1	2	3	4	5	6	RSD/%
峰17	17.798	17.794	17.787	17.783	17.784	17.789	0.072
峰18	20.854	20.846	20.843	20.844	20.844	20.842	0.056
峰19	24.167	24.165	24.164	24.162	24.157	24.155	0.055
峰20	25.793	25.780	25.807	25.809	25.807	25.801	0.000
峰21	26.691	26.684	26.686	26.686	26.683	26.681	0.047
峰22	31.345	31.344	31.344	31.341	31.345	31.341	0.046
峰23	32.516	32.514	32.517	32.515	32.517	32.514	0.042
峰24	32.636	32.635	32.637	32.636	32.639	32.634	0.041
峰25	33.247	33.246	33.246	33.246	33.247	33.243	0.044
峰26	35.081	35.080	35.079	35.077	35.080	35.076	0.047
峰27	36.734	36.736	36.732	36.729	36.732	36.729	0.049
峰28	38.625	38.628	38.621	38.619	38.620	38.619	0.053

表8-24　重复性试验各指纹图谱共有峰峰面积

编号	1	2	3	4	5	6	RSD/%
峰1	89.972	89.721	95.953	96.152	95.477	95.118	2.663
峰2	521.028	522.713	520.495	519.205	520.699	518.674	0.807
峰3	46.421	46.802	46.751	46.434	46.308	46.479	0.843
峰4	83.082	81.836	81.929	81.806	82.620	81.918	1.002
峰5	642.064	642.625	641.689	641.722	642.294	641.218	0.645
峰6	21.851	21.659	21.802	21.873	21.948	21.971	0.544
峰7	77.157	77.687	80.371	77.670	79.471	78.344	1.248
峰8	90.236	91.524	92.213	90.468	92.123	91.788	0.901
峰9	399.839	396.522	409.018	408.360	416.411	411.009	1.328

续表

编号	1	2	3	4	5	6	RSD/%
峰10	547.664	548.280	547.993	547.251	547.673	546.502	0.647
峰11	56.380	56.294	57.467	58.003	58.092	57.686	0.852
峰12	100.877	100.606	99.565	99.828	98.558	99.013	1.414
峰13	43.269	42.874	43.119	42.985	43.008	43.162	0.710
峰14	37.373	36.761	38.048	38.259	38.194	38.278	1.143
峰15	33.212	33.068	34.044	34.150	34.224	34.322	1.125
峰16	63.514	63.355	63.480	63.611	63.780	63.663	0.493
峰17	132.892	132.973	132.216	131.858	131.945	132.143	0.957
峰18	33.918	33.801	34.147	34.912	34.862	34.448	0.948
峰19	119.479	119.514	118.324	118.315	118.243	118.086	1.128
峰20	595.568	594.899	602.571	602.821	602.445	599.558	0.000
峰21	29.865	29.838	30.028	30.190	30.627	29.746	0.826
峰22	573.752	573.810	573.073	573.405	573.329	573.159	0.650
峰23	41.142	40.630	42.256	42.512	41.666	41.917	1.176
峰24	55.694	57.181	58.516	58.393	58.427	57.989	1.423
峰25	28.062	27.936	27.995	28.036	28.007	28.184	0.646
峰26	38.913	39.010	38.524	38.478	38.479	38.619	1.207
峰27	255.391	255.208	255.084	254.863	254.846	254.733	0.679
峰28	76.886	77.010	76.948	76.960	76.983	76.904	0.602

表8-25　重复性试验各指纹图谱相似度

编号	1	2	3	4	5	6	对照指纹图谱
1	1						
2	1	1					

续表

编号	1	2	3	4	5	6	对照指纹图谱
3	1	1	1				
4	1	1	1	1			
5	1	1	1	1	1		
6	1	1	1	1	1	1	
对照指纹图谱	1	1	1	1	1	1	1

稳定性考察结果表明，各共有峰相对保留时间的RSD值均小于1%（表8-26），相对峰面积的RSD值小于2%（表8-27），各指纹图谱相似度均为1（表8-28），说明该方法稳定性良好。

表8-26　稳定性试验各指纹图谱共有峰保留时间

编号	1	2	3	4	5	6	RSD/%
1	4.308	4.316	4.317	4.295978	4.291138	4.284932	0.059052
2	5.943	5.951	5.953	5.940979	5.941079	5.93858	0.033027
3	7.422	7.427	7.430	7.414464	7.411373	7.407558	0.046621
4	7.862	7.864	7.867	7.85862	7.852859	7.850822	0.036775
5	7.972	7.973	7.976	7.968	7.961981	7.959922	0.037354
6	8.314	8.314	8.316	8.307141	8.299891	8.297041	0.043461
7	10.287	10.282	10.276	10.2768	10.27241	10.26697	0.039564
8	10.514	10.507	10.499	10.49576	10.49069	10.48008	0.059287
9	11.062	11.056	11.053	11.05423	11.05072	11.04545	0.034163
10	11.833	11.819	11.820	11.80964	11.80024	11.79658	0.067456
11	12.552	12.536	12.544	12.53893	12.52805	12.52978	0.048286
12	13.224	13.216	13.228	13.21218	13.20273	13.20715	0.055718
13	14.332	14.322	14.329	14.32033	14.30945	14.31243	0.053525

续表

编号	1	2	3	4	5	6	RSD/%
14	16.384	16.380	16.378	16.37394	16.36503	16.36269	0.055982
15	16.638	16.630	16.630	16.62829	16.62047	16.61769	0.050332
16	16.876	16.868	16.868	16.86595	16.85816	16.8567	0.050047
17	17.798	17.785	17.790	17.79253	17.78308	17.78523	0.039053
18	20.854	20.844	20.849	20.851	20.84467	20.8487	0.035385
19	24.167	24.166	24.171	24.16585	24.15863	24.15622	0.058859
20	25.793	25.780	25.781	25.80086	25.80284	25.80488	0.000952
21	26.691	26.685	26.692	26.68279	26.67698	26.6771	0.065502
22	31.345	31.344	31.342	31.34155	31.34383	31.33903	0.056789
23	32.516	32.514	32.512	32.5142	32.51669	32.51234	0.052506
24	32.636	32.635	32.633	32.63485	32.63745	32.63357	0.051843
25	33.247	33.245	33.244	33.24303	33.24586	33.24118	0.058646
26	35.081	35.080	35.079	35.07746	35.07734	35.07552	0.064241
27	36.734	36.735	36.735	36.73042	36.72997	36.72863	0.070847
28	38.625	38.627	38.630	38.61956	38.61615	38.61857	0.083826

表8-27　稳定性试验各指纹图谱共有峰峰面积

编号	1	2	3	4	5	6	RSD/%
1	89.972	89.791	89.858	95.174	95.930	95.869	0.433
2	521.028	520.187	521.273	520.717	518.263	520.769	0.730
3	46.421	46.937	46.891	46.328	46.401	46.474	0.091
4	83.082	83.382	81.899	82.271	82.063	82.353	0.148
5	642.064	641.188	641.905	643.071	641.563	641.798	0.754

续表

编号	1	2	3	4	5	6	RSD/%
6	21.851	21.861	21.583	21.809	22.034	22.070	0.018
7	77.157	79.018	78.422	78.211	80.306	79.060	0.151
8	90.236	90.513	91.021	91.627	92.979	90.763	0.149
9	399.839	397.543	393.501	410.529	414.772	417.257	1.216
10	547.664	547.564	546.229	549.587	548.870	548.343	0.486
11	56.380	55.034	55.488	57.818	58.791	59.295	0.242
12	100.877	102.218	101.006	98.748	99.442	96.568	0.429
13	43.269	43.303	43.178	42.982	42.867	42.757	0.084
14	37.373	37.364	36.635	38.193	38.369	38.611	0.083
15	33.212	33.487	32.972	34.001	34.435	34.123	0.059
16	63.514	63.394	63.235	63.370	63.793	63.849	0.057
17	132.892	132.606	133.035	132.285	131.921	132.151	0.229
18	33.918	34.329	34.170	34.411	34.474	34.878	0.034
19	119.479	118.999	119.244	118.711	118.023	118.160	0.231
20	595.568	598.208	592.647	602.686	602.040	603.021	0.000
21	29.865	29.896	29.849	30.336	30.295	29.890	0.031
22	573.752	574.248	573.789	573.156	573.336	573.240	0.736
23	41.142	41.950	40.748	42.758	41.359	42.113	0.089
24	55.694	56.140	56.159	58.404	58.531	58.602	0.173
25	28.062	27.897	27.961	27.986	28.115	28.051	0.031
26	38.913	38.767	39.063	38.584	38.480	38.636	0.082
27	255.391	255.059	255.030	255.377	254.859	255.037	0.311
28	76.886	76.947	76.842	77.227	77.011	76.933	0.078

表8-28　稳定性试验各指纹图谱相似度

编号	1	2	3	4	5	6	对照指纹图谱
1	1						
2	1	1					
3	1	1	1				
4	1	1	1	1			
5	1	1	1	1	1		
6	1	1	1	1	1	1	
对照指纹图谱	1	1	1	1	1	1	1

（4）指纹图谱共有模式的建立：将53批太子参样品的指纹图谱数据导入"中药色谱指纹图谱相似度评价系统（2012.1版本）"软件，以S1号样品色谱图作为参照图谱，色谱峰自动匹配，生成对照指纹图谱，共得到9个共有峰，各指纹图谱匹配图见图8-9，共有模式图见图8-10。

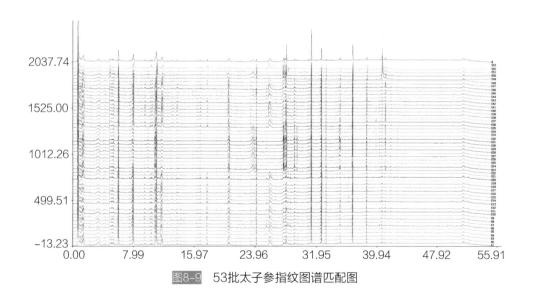

图8-9　53批太子参指纹图谱匹配图

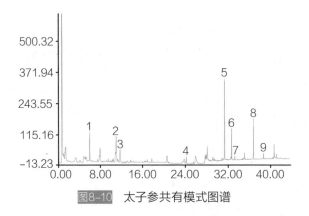

图8-10　太子参共有模式图谱

（5）太子参指纹图谱的评价：从太子参指纹图谱的相似度评价结果可知，53批太子参样品与对照指纹图谱的相似度范围在0.781～0.958，相似度较大；对各产地太子参药材的相似度进行单因素方差分析，发现贵州、安徽、山东三地太子参药材相似度差异不显著，福建、江苏两地太子参药材相似度差异不显著，但贵州、安徽、山东均与福建、江苏成显著性差异。从相似度分析，贵州、安徽、山东三个产地的太子参药材质量较接近，福建、江苏产地药材质量较接近，见表8-29。

表8-29　不同产地太子参相似度比较

产地	贵州	安徽	山东	福建	江苏
相似度	0.930 ± 0.031a	0.915 ± 0.027a	0.914 ± 0.047a	0.854 ± 0.025b	0.842 ± 0.058b

通过聚类分析发现，当距离大于20时，可将各产地太子参药材聚为三类：S22～S23聚为第一类，全为福建产地；S2～S21贵州产地、S41～S51安徽产地、S52～S53山东产地、S38江苏产地聚为第二类；S1～S2贵州产地、S35～S37福建产地（柘荣1、2、3号）、S39～S40江苏产地、S44～S45安徽产地聚为第三类。说明，福建太子参质量较稳定，仅柘荣1、2、3没有聚为一类；贵州太子参质量也较稳定，仅S1、S2样品未聚在一起；贵州太子参质量与山东、安徽质量较接近，这与相似度分析的结果相近。见图8-11。

通过主成分分析发现，第一、第二、第三主成分的特征值分别为3.899、2.255、1.165，且该三个主成分的累积方差贡献率达到累积方差贡献率的81.178%，可代表9个共有峰的大部分信息，见表8-30。故选择第一、第二、第三主成分对各产地太子参样品进行质量评价。

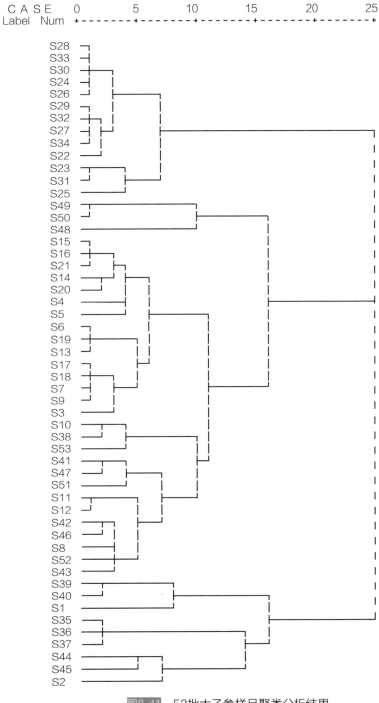

图8-11 53批太子参样品聚类分析结果

表8–30　主成分特征值及方差

主成分	特征根值	方差贡献率/%	累积方差贡献率/%
1	3.886	43.179	43.179
2	2.255	25.052	68.231
3	1.165	12.947	81.178
4	0.666	7.397	88.575
5	0.602	6.686	95.262
6	0.217	2.408	97.67
7	0.134	1.492	99.161
8	0.074	0.818	99.979
9	0.002	0.021	100

　　以SPSS 16.0计算各主成分的载荷。第一主成分中，峰5、峰7贡献最大；第二主成分中，峰3、峰2贡献最大；地三主成分中峰2、峰6贡献最大。各主成分的载荷见表8–31。

表8–31　各主成分载荷

峰编号	各主成分载荷								
	1	2	3	4	5	6	7	8	9
峰1	−0.357	0.642	0.361	−0.281	0.471	−0.103	−0.132	−0.02	6.59E−05
峰2	0.039	0.367	−0.800	0.310	0.349	0.061	−0.023	−0.041	0.001
峰3	−0.601	0.708	−0.140	0.071	−0.138	−0.234	0.158	0.118	0.000
峰4	0.810	−0.313	0.129	−0.058	0.420	0.066	0.164	0.137	0.001
峰5	0.890	0.212	0.22	0.301	−0.046	−0.133	−0.046	−0.025	0.030
峰6	−0.491	0.568	0.465	0.364	−0.010	0.291	0.049	0.011	0.000
峰7	0.895	0.215	0.195	0.306	−0.032	−0.120	−0.060	0.001	−0.031
峰8	0.651	0.577	−0.235	−0.269	−0.232	0.155	−0.147	0.128	0.002
峰9	0.693	0.601	−0.026	−0.305	−0.076	0.050	0.187	−0.147	−0.002

将各共有峰的载荷与标准化后的量化峰面积相乘，并计算各乘积的和，即得各主成分得分。将各主成分得分带入下式计算综合主成分得分。

F=F1·a/N+F2·b/N+F3·c/N

式中，综合F为主成分得分，F1、F2、F3分别为第一、第二、第三主成分，a、b、c分别为第一、第二、第三主成分的贡献率，N为第一、第二、第三主成分的累积贡献率。各样品主成分得见表8-32。

表8-32　各样品主成分得分

样品号	F1	F2	F3	F	样品号	F1	F2	F3	F
S1	-3.470	-2.798	-0.885	-2.850	S20	-3.859	-0.050	1.328	-1.856
S2	-1.953	1.172	-1.713	-0.950	S21	-2.467	0.993	0.608	-0.909
S3	-3.301	-1.985	0.512	-2.287	S22	6.858	0.130	0.325	3.740
S4	-2.917	0.743	0.060	-1.313	S23	5.407	-1.108	0.554	2.622
S5	-2.823	-0.299	-0.015	-1.596	S24	6.034	-0.331	0.107	3.125
S6	-1.467	-0.473	0.813	-0.797	S25	3.610	-1.975	0.885	1.452
S7	-2.731	-0.738	0.620	-1.581	S26	6.083	-0.848	0.352	3.030
S8	-2.234	1.848	0.218	-0.584	S27	8.266	0.686	-0.097	4.593
S9	-3.401	-0.944	0.944	-1.950	S28	6.014	-0.798	-0.385	2.891
S10	-2.053	-0.248	0.130	-1.148	S29	7.926	0.170	-0.224	4.232
S11	-0.475	2.240	0.015	0.441	S30	6.233	-1.160	-0.426	2.889
S12	-0.889	2.428	0.189	0.307	S31	5.109	-1.654	0.064	2.217
S13	-0.859	-0.135	0.465	-0.424	S32	7.887	0.372	-0.279	4.265
S14	-2.827	-0.017	0.968	-1.355	S33	6.542	-0.687	-0.483	3.191
S15	-1.865	2.160	0.853	-0.190	S34	7.738	0.878	-0.214	4.353
S16	-2.689	1.855	1.080	-0.686	S35	-2.552	-4.327	-2.013	-3.014
S17	-3.062	-0.139	1.176	-1.484	S36	-2.247	-4.518	-2.093	-2.923
S18	-3.182	-0.081	1.078	-1.545	S37	-1.715	-4.481	-2.210	-2.648
S19	-1.865	-0.671	0.877	-1.059	S38	-2.412	0.014	-0.333	-1.331

续表

样品号	F1	F2	F3	F	样品号	F1	F2	F3	F
S39	−3.826	−4.839	−0.858	−3.665	S47	−0.001	2.288	0.237	0.744
S40	−3.799	−4.680	−1.182	−3.653	S48	−1.234	4.160	1.568	0.877
S41	−1.436	1.778	0.293	−0.168	S49	0.472	−0.927	1.644	0.227
S42	−2.059	0.498	0.509	−0.860	S50	0.913	−0.783	1.593	0.498
S43	−2.867	2.318	0.061	−0.800	S51	−2.215	0.775	0.036	−0.933
S44	−1.430	6.694	−3.866	0.689	S52	−2.748	1.387	0.670	−0.927
S45	−1.211	5.031	−3.802	0.302	S53	−1.097	−0.389	−0.352	−0.760
S46	−1.854	1.464	0.598	−0.439					

　　以第一、第二、第三主成分得分分别为x、y、z轴，制作三维散点。S44、S45两个安徽产地太子参明显距其他产地远；S22～S40（福建、江苏样品），仅S38（江苏样品）分布较远，其中S35～37（柘荣1、2、3号）分布极近；S1～21所有贵州样品、S38、S41～S43、S46～S53，大部分安徽、江苏样品分布较为接近。说明，福建、贵州两地太子参药材质量相对独立，而贵州与安徽、山东产地太子参药材质量接近。见图8-12。

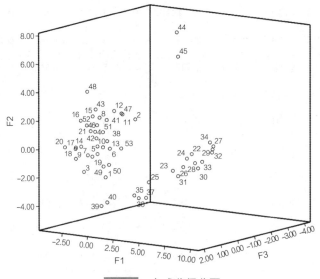

图8-12　主成分得分图

通过差异色谱峰分析发现，S44、S45为离群的奇点，根据各产地太子参样品的主成分得分图，可把所有样品分为两类：S1～21、S38、S41～S43、S46～S53为一类，S22～S37、S39、S40为一类。通过OPLS-DA分析得出每个峰的VIP predictive得分，分值大于1的可视为差异性组分峰。各产地太子参药材共有4个差异性组分峰，按VIP大小依次为3、6、4、1号峰。见图8-13。

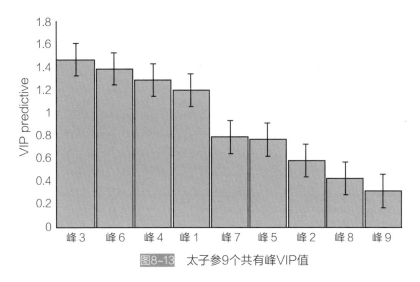

图8-13　太子参9个共有峰VIP值

（6）共有峰的鉴定

共有峰总离子流图见图8-14。通过比对HMDB、METLIN数据库，并参考文献，对1号峰、3号峰进行了指认，1号峰质谱图见图8-15、3号峰质谱图见图8-16。1号峰化合物的相对分子量为204.1475，主要碎片离子m/z为188.0704、170.0597、159.0913、146.0598，132.0802、118.0648，为色氨酸；3号峰化合物相对分子量为343.1494，主要碎片离子m/z为181.0856、163.0714、146.0448、118.0497，为蔗糖。

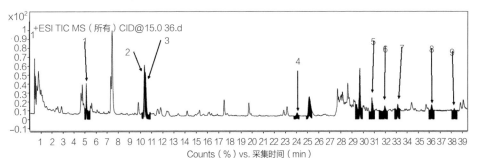

图8-14　S1总离子流图

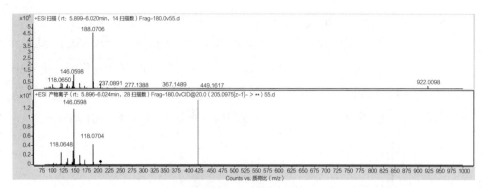

图8-15 1号峰质谱图

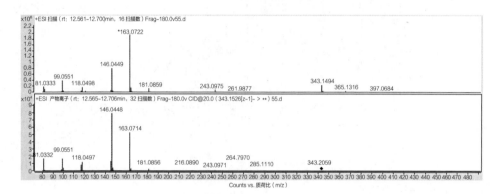

图8-16 3号峰质谱图

4. 结论

建立了基于9个共有峰的太子参药材指纹图谱鉴别方法，该方法重复性和稳定性好，可作为不同等级太子参药材的质量评价。

三、太子参区域质量特征分析

1. 实验材料

同本章"一、药材外观质量特征分析"项下材料。

2. 研究方法

本节运用ArcGIS软件对全国太子参药材化学成分进行区域性比较分析，探明区域性质量特征。同时通过测定贵州和福建两个太子参主产区药材的太子参环肽A和B的含量，分析其之间的内在联系。

3. 结果与分析

（1）太子参药材外观性状区域质量特征比较：传统的"辩状论质"是以眼观、口尝、鼻闻等经验来辨别药材质量好坏，所以外观性状是判别药材质量优劣的重要手段。目前市场上评判太子参药材好坏的重要标准是块根饱满为优。从不同产区太子参干品的外观性状比较可知（表8-33，图8-17），江苏产区的太子参干品块根在所有产区中也是最优的，其上中部直径和单个重量均最大，而山东产区的太子参块根较细小。以上研究结果表明太子参药材在外观质量上存在明显的区域质量特征，江苏和山东均作为太子参的传统道地产区，但由于人为和环境因素的影响，以及当地经济的发展，形成了以江苏产区为代表的优质种植区，而山东产区则由于种植面积的缩小和政府扶持力度和重视程度不够，造成药材质量和产量严重落后于其他产区。在外观质量上，山东产区所产的药材产量达不到市场的需求，这也是全国药材市场上未见到山东太子参的原因之一。因此，山东产区和江苏产区的太子参药材在外观性状上形成了"一高一低"的区域质量特征。

表8-33　5个主产区太子参药材（干品）的外观性状比较

编号	主产区	上中部直径/mm	中部直径/mm	尾部直径/mm	单个重量/g	50g块根数/个
1	安徽	3.06	2.29	1.23	0.17	299
2	福建	2.77	2.15	1.20	0.15	279
3	江苏	3.39	2.51	1.27	0.22	281
4	山东	2.64	2.22	1.17	0.14	370
5	贵州	3.09	2.50	1.16	0.19	310

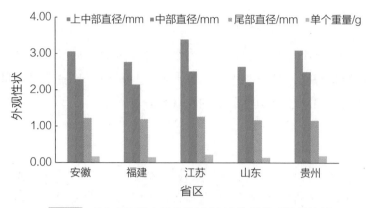

图8-17   5个主产区太子参药材（干品）的外观性状比较

（2）太子参药材内在品质区域质量特征比较：不同主产区太子参药材中多糖和太子参环肽B的区域分布情况。从5个主产区太子参多糖含量水平来看，贵州、福建、安徽、江苏和山东5个产区的太子参多糖含量差异不大，不存在明显的区域质量特征。研究表明，多糖含量的高低与太子参块根的粗细有关，即短粗型的药材块根中，多糖含量越高。本课题组实地调查发现，全国主产区太子参药材在外观性状上差异不明显，即各产区既有粗大的块根，也有细小的块根。相比之下，由于山东产区目前太子参资源量少，种植面积减少，造成产量降低，药材质量也受到影响，相比其他产区，在药材外观大小上还处于劣势。

从太子参环肽B含量来看，福建产区太子参环肽B基本未检出，而其他产区均检出太子参环肽B。说明太子参环肽B存在明显的区域性，这可能与福建产区特殊的气候环境条件有关，抑制了太子参环肽B含量的积累。安徽、江苏这一区域太子参药材太子参环肽B含量最高，此外贵州是近几年发展起来的新兴产区，其药材质量与传统道地产区江苏相差无几。因此，福建产区成为全国太子参药材种植区中比较特殊的，具有区域特色的产区。

（3）太子参环肽A和B的比较分析：通过对福建和贵州两个主产区太子参环肽A和B的含量比较，得到福建柘荣产区的太子参环肽A含量约为太子参环肽B的30倍，而贵州施秉产区太子参药材中太子参环肽B是太子参环肽A的16倍（表8-34）。从图8-18可以看出，贵州施秉太子参环肽类成分总量最高，而福建柘荣产区的太子参环肽类成分总量相比贵州产区较低，表明福建产区与其他产区相比，太子参药材中的太子参环肽类存在明显的区域特征。推测可能是福建产区的环境因素影响了环肽B成分的积累，反而促进了环肽A成分的增加。

表8-34 福建和贵州产区太子参环肽A和B含量

指标	太子参环肽A/%	太子参环肽B/%
福建柘荣1	0.0029	0.0001
福建柘荣2	0.0032	0.0001
贵州施秉	0.0017	0.0282

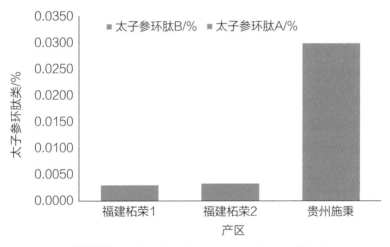

图8-18 福建和贵州产区太子参环肽A和B的比较

4. 结论

从区域质量特征上对太子参药材外在质量和内在质量进行分析，可为太子参药材商品规格等级标准的制定寻找全国各产区和药材市场上太子参药材中差异较大的外在质量特征和共有内在质量特征，从而更好地制定太子参商品规格分级标准。从太子参块根外观性状上来看，江苏产区的太子参块根饱满、粗大、品相好，而山东产区的太子参块根细小、品相差，这体现太子参药材在外观性状上的区域质量特征。从太子参药材的化学成分上看，各产区在多糖含量上差异不大，并不存在明显的区域特征，而在太子参环肽类成分上，福建产区的太子参药材中太子参环肽B含量极低，甚至未检出，而太子参环肽A含量却是全国太子参产区中最高的，这与其他产区相比存在明显的区域性。

四、太子参药材商品分级方法研究

1. 实验材料

同本章"一、药材外观质量特征分析"项下材料。

2. 研究方法

在前期太子参外观性状的描述统计和相关性分析的基础上，采用主成分、聚类分析等方法对市场上及采样地栽培太子参样品的外观性状指标进行分析，筛选评价指标，制定太子参商品规格标准。通过对各产地太子参制定的规格标准，并结合内在质量评价指标太子参环肽B和多糖对以市场太子参制定的规格标准进行验证，最终确定栽培太子参商品规格等级标准。

3. 结果与分析

（1）市场太子参商品药材的分级：通过对市场太子参的统计描述及等级与各指标的相关性分析并结合生产实际得出，长度不适合作为太子参等级划分的指标。故在此基础上，将除长度外的其他8个指标进行主成分分析，得到各指标的特征根及贡献率分析结果。根据特征根及累积贡献率，第一主成分特征根为6.668，贡献率为83.834%；第二主成分特征根为0.750，贡献率为9.378%，累计贡献率为92.723%。综合考虑特征根和贡献率的大小，第一主成分能很好地反映太子参块根外观品质。因此选取第一主成分及特征向量进行分析。特征向量的大小代表各性状指标对主成分贡献的大小。根据分析结果选取第一主成分中特征向量较大的指标有上中部直径、中部直径、粗长比值1。结合市场上太子参的实际情况及可操作性，50g块根数及单个重量也是评价等级划分的重要指标。因此上中部直径、中部直径、粗长比值1、50g块根数及单个重量这5

个性状指标可反映市场上不同等级太子参外观品质的差异，可作为太子参块根分级的指标（表8-35，表8-36）。

表8-35　8个外观性状指标的特征根、贡献率、累积贡献率

序号	特征根	贡献率/%	累积贡献率/%
1	6.668	83.834	83.346
2	0.750	9.378	92.723
3	0.320	4.006	96.729
4	0.160	1.995	98.724
5	0.090	1.127	99.851
6	0.011	0.140	99.991
7	0.000	0.005	99.996
8	0.000	0.004	100.000

表8-36　第一主成分及其对应的特征向量

t指标	上中部直径/mm	中部直径/mm	单个重量/g	尾部直径/mm	50g块根数/个	粗长比值1	粗长比值2	粗长比值3
第一主成分	0.964	0.961	0.905	0.908	−0.887	0.942	0.913	0.814

将筛选得到的上中部直径、中部直径、单个重量、50g块根数、粗长比值这5个性状指标进行K类中心聚类分析。根据类间距离大小（表8-37），第3类和第4类中心距离最小，第3类和第1类中心距离最大。由方差分析结果（表8-38）可以看出，上中部直径、中部直径、单个重量、50g块根数、粗长比值1这5个类间的差异性均达到极显著水平（$P<0.01$）。F值最大的指标为50g块根数，其次为单个重量和上中部直径，说明这3个指标对太子参药材的外在质量影响较为显著。因此可以将50g块根数、单个重量和上中部直径这3个指标作为太子参药材商品规格等级划分的指标。

表8-37 太子参各指标最终聚类各类间中心距离

| 聚类 | 最终聚类中心类间距离 | | | | |
	第1类	第2类	第3类	第4类	第5类
第1类		178.147	299.388	244.634	84.006
第2类	178.147		121.241	66.488	94.143
第3类	299.388	121.241		54.754	215.382
第4类	244.634	66.488	54.754		160.629
第5类	84.006	94.143	215.382	160.629	

表8-38 太子参药材商品规格等级指标的方差分析

| 指标 | 聚类 | | 误差 | | F | P |
	均方	df	均方	df		
上中部直径	2.069	4	0.074	21	28.001	0.000
中部直径	1.386	4	0.067	21	20.584	0.000
单个重量	0.064	4	0.002	21	28.139	0.000
50g块根数	38206.358	4	415.838	21	91.878	0.000
粗长比值1	0.111	4	0.010	21	10.615	0.000

根据目前市场等级现状，初步将太子参商品共分为5个等级。由表8-39分析可知，第3类属于一级，第4类属于二级，第2类属于三级，第5类属于四级，第1类属于五级。由最终聚类中心值和方差分析结果，结合市场上太子参的分级情况，得到太子参商品规格分级标准（表8-40）。标准将太子参分为大选、中选、小选、大统和小统五个等级。

表8-39 太子参商品规格等级K类中心聚类的最终聚类中心值

| 指标 | 聚类中心 | | | | |
	1	2	3	4	5
上中部直径/mm	2.33	3.35	4.46	4.02	3.13
中部直径/mm	1.98	2.64	3.61	3.14	2.46

续表

指标	聚类中心				
	1	2	3	4	5
单个重量/g	0.13	0.23	0.45	0.32	0.20
50g块根数/个	425.00	246.86	125.63	180.38	341.00
粗长比值1	0.07	0.10	0.12	0.12	0.09

表8-40　太子参商品规格等级标准（初选）

市场上太子参商品分级标准				
等级	级别	上中部直径/mm	50g块根数/个	单个重量/g
大选	Ⅰ	≧4.46	≦126	≧0.45
中选	Ⅱ	4.02 ~ 4.45	127 ~ 180	0.32 ~ 0.44
小选	Ⅲ	3.35 ~ 4.01	181 ~ 247	0.23 ~ 0.31
大统	Ⅳ	3.12 ~ 3.34	248 ~ 341	0.20 ~ 0.22
小统	Ⅴ	≦3.11	≧342	≦0.19

　　根据得到的太子参商品规格等级标准，以50g块根数、单个重量、上中部直径3个指标作为考核指标，对市场上的26份太子参样品进行分级，对于不满足三项指标其中一项或两项的则降为下一等级（表8-41）。其中属于大选等级的有4个样品，占总样本数的15.38%，分别来源于安徽宣州太子参（大选）、浙江磐安太子参（大选）、贵州施秉2（选货）、贵州牛大场（大选）；中选有4个样品，占总样本数15.38%；小选有10个样品，占总样本数的38.46%；大统、小统等级各有4个样品，与大选和中选所占比例相同。

表8-41　市场上26份太子参样品分级情况

编号	标准等级	药材市场	产地	市场原等级	上中部直径/mm	单个重量/g	50g块根数/个
1	大选	河北安国	安徽宣城	大选	4.52	0.45	119
2		河北安国	浙江磐安	大选	4.65	0.46	117
3		安徽亳州	贵州施秉2	选货	4.48	0.48	122
4		贵州牛大场	贵州牛大场	大选	5.15	0.59	98

续表

编号	标准等级	药材市场	产地	市场原等级	上中部直径/mm	单个重量/g	50g块根数/个
5		河北安国	福建柘荣	大选	4.44	0.40	135
6	中选	安徽亳州	福建柘荣	选货	4.25	0.37	168
7			安徽宣城	选货	4.44	0.44	144
8		贵州牛大场	贵州牛大场	中选	4.13	0.43	124
9			安徽宣城	中选	3.83	0.31	203
10			安徽宣城	小选	4.20	0.31	193
11			福建柘荣	中选	3.82	0.29	196
12	小选	河北安国	福建柘荣	统货	3.31	0.21	276
13			福建柘荣	小选	3.92	0.31	193
14			贵州黄平	大选	3.97	0.35	161
15			浙江磐安	中选	3.66	0.25	224
16			浙江磐安	小选	4.00	0.33	167
17		安徽亳州	贵州施秉1	选货	4.20	0.31	162
18		贵州牛大场	贵州牛大场	小选	3.85	0.34	146
19			安徽宣城	统货	3.19	0.21	220
20	大统	河北安国	贵州黄平	小选	3.63	0.27	259
21			浙江磐安	统货	3.29	0.20	285
22		安徽亳州	安徽宣城	统货	3.41	0.27	220
23		河北安国	贵州黄平	统货	2.33	0.13	425
24	小统	安徽亳州	福建柘荣	统货	3.06	0.18	326
25			贵州施秉	统货	3.19	0.22	356
26		贵州牛大场	贵州牛大场	统货	2.99	0.20	244

（2）采样地太子参药材的分级：本研究对采样地太子参块根样品进行指标筛选和分级，以此来验证市场上太子参样品划分的商品规格等级在指标选择上是否合理。

由于药材市场上以短粗型的太子参块根作为优等品，而不是以单独的长度或直径来评价太子参药材品质好坏，因此选取除长度外的8个指标作为分析指

标，进行主成分分析。由累积贡献率可得（表8-42），第一主成分的特征根为
4.683，贡献率为58.536；第二主成分的特征根为1.806，累积贡献率为81.114，
故选取2个主成分。各主成分的特征向量值见表8-43，第一主成分中特征向量
最大的为粗长比值1，其次为中部直径、上中部直径、粗长比值2、单个重量、
50g块根数；第二主成分特征向量最大的为粗长比值3。因此，选取这7个指标
进行聚类分析。

表8-42　8个外观性状指标的特征根、贡献率、累积贡献率

序号	特征根	贡献率/%	累积贡献率/%
1	4.683	58.536	58.536
2	1.806	22.578	81.114
3	0.793	9.907	91.021
4	0.490	6.128	97.149
5	0.159	1.993	99.142
6	0.066	0.820	99.962
7	0.002	0.026	99.987
8	0.001	0.013	100.000

表8-43　第一、第二主成分及其对应的特征向量

指标	上中部直径/mm	中部直径/mm	尾部直径/mm	单个重量/g	50g块根数/个	粗长比值1	粗长比值2	粗长比值3
第一主成分	0.890	0.927	0.432	0.791	-0.738	0.947	0.817	0.332
第二主成分	-0.373	-0.128	0.604	-0.504	0.169	0.128	0.344	0.932

选取上述7个指标进行聚类分析，见表8-44，得到采样地太子参药材各个
分级指标的7个最终聚类中心。根据类间距离大小分析（表8-45），第1类和第
2类中心距离最大，第3类和第4类中心距离最大，且各类别均有差异。综合来
说，第1类属于一级，第3类属于二级，第4类属于三级，第5类属于四级，第2
类属于五级。由方差分析表可得（表8-46），上中部直径、中部直径、单个重

量、50g块根数、粗长比值1具有极显著性差异（$P<0.01$），粗长比值2呈显著差异，粗长比值3差异性不显著（$P>0.05$）。F值最大的为50g块根数、其次为上中部直径和单个重量。因此，50g块根数、上中部直径和单个重量可作为采样地太子参商品规格等级的指标。

根据最终聚类中心值和方差分析结果，筛选出评价采样地太子参干品的外观形状指标。通过对采样地太子参药材进行等级划分（表8-47）。其划分等级的指标为上中部直径、单个重量及50g块根数，与市场太子参制定规格的评价指标相同，说明采样地太子参与市场太子参的划分依据相同，从而验证了本实验制定的以市场太子参为主的太子参商品规格等级标准是科学可行的。

表8-44　太子参商品规格等级K类中心聚类的最终聚类中心值

指标	聚类中心				
	1类	2类	3类	4类	5类
上中部直径/mm	4.03	2.49	3.03	2.85	2.68
中部直径/mm	3.03	2.12	2.36	2.25	2.16
单个重量/g	0.30	0.16	0.17	0.16	0.14
50g块根数/个	180.00	501.00	265.75	310.80	374.60
粗长比值1	0.11	0.07	0.09	0.08	0.08
粗长比值2	0.08	0.06	0.07	0.06	0.06
粗长比值3	0.03	0.03	0.04	0.03	0.03

表8-45　采样地太子参商品规格等级最终聚类各类间中心距离

聚类	最终聚类中心类间距离				
	第1类	第2类	第3类	第4类	第5类
1		321.005	85.759	130.808	194.607
2	321.005		235.251	190.200	126.400
3	85.759	235.251		45.050	108.851
4	130.808	190.200	45.050		63.800
5	194.607	126.400	108.851	63.800	

表8-46　太子参药材商品规格等级指标的方差分析

指标	聚类		误差		F	P
	均方	df	均方	df		
上中部直径/mm	1.466	4	0.083	41	17.655	0.000
中部直径/mm	0.602	4	0.053	41	11.405	0.000
单个重量/g	0.019	4	0.001	41	15.949	0.000
50g块根数/个	43507.142	4	308.873	41	140.858	0.000
粗长比值1	0.001	4	0.000	41	9.697	0.000
粗长比值2	0.000	4	0.000	41	3.448	0.016
粗长比值3	0.000	4	0.000	41	1.386	0.255

表8-47　太子参商品规格等级标准（初选）

采样地太子参商品分级标准				
等级	级别	上中部直径/mm	50克块根数/个	单个重量/g
大选	Ⅰ	≥4.03	≤180	≥0.30
中选	Ⅱ	3.03～4.02	181～266	0.17～0.29
小选	Ⅲ	2.85～3.02	267～311	0.16
大统	Ⅳ	2.68～2.84	312～375	0.14～0.15
小统	Ⅴ	≤2.68	≥375	≤0.14

（3）太子参环肽B、多糖含量与外观性状的相关性分析：通过太子参环肽B与外观性状指标进行相关性分析（表8-48），结果表明，太子参环肽B与长度呈极显著正相关性（$P<0.01$），与50g块根数呈显著正相关性（$P<0.05$），与其他指标相关性均不显著，说明50g块根数越多，块根越细，太子参环肽B的含量就越高。所以太子参环肽B的含量与太子参规格等级的划分呈负相

关，不宜作为对药材品质的评价指标，且由于福建省太子参样品中太子参环肽B极低，因此，《中国药典》2010年版第一增补版中取消了太子参环肽B这一指标。表明以该成分作为太子参商品规格等级标准的内在评价指标尚有待商榷之处。

表8-48　太子参环肽B与外观性状各指标间的相关性分析

指标	长度/cm	上中部直径/mm	中部直径/mm	尾部直径/mm	单个重量/g	50g块根数/个	粗长比值1	粗长比值2	粗长比值3	太子参环肽B/%
长度/cm	1									
上中部直径/mm	0.284	1								
中部直径/mm	−0.075	0.782	1							
尾部直径/mm	−0.142	0.260	0.288	1						
单个重量/g	0.425[2]	0.880[2]	0.720[2]	0.194	1					
50g块根数/个	−0.008	−0.688[2]	−0.556[2]	−0.249	−0.593[2]	1				
粗长比值1	−0.329[1]	0.796[2]	0.816[2]	0.347[1]	0.639[2]	−0.635[2]	1			
粗长比值2	−0.588[2]	0.504[2]	0.825[2]	0.286	0.385[2]	−0.439[2]	0.879[2]	1		
粗长比值3	−0.824[2]	−0.053	0.201	0.660[2]	−0.208	−0.115	0.458[2]	0.599[2]	1	
太子参环肽B/%	0.383[2]	0.162	0.235	0.141	0.184	0.305[1]	−0.047	−0.039	−0.216	1

对多糖与性状指标进行相关性分析（表8-49），结果表明，太子参多糖与上中部直径、尾部直径、粗长比值1、粗长比值3有显著正相关（$P<0.05$），而与其他指标的相关性不显著。说明市场上太子参块根越粗，即商品等级越高，太子参多糖含量越高。因此，本研究制定的太子参商品等级标准不仅能反映药材外观品质的好坏，而且还与内在品质相一致，即等级越高，药材质量越好。

表8-49　太子参药材各指标间相关性分析

指标	上中部直径/mm	中部直径/mm	尾部直径/mm	单个重量/g	粗长比值1	粗长比值2	粗长比值3	50g块根数/个	长度/cm	多糖/%
上中部直径/mm	1									
中部直径/mm	0.941[2]	1								
尾部直径/mm	0.850[2]	0.808[2]	1							
单个重量/g	0.948[2]	0.950[2]	0.778[2]	1						
粗长比值1	0.890[2]	0.860[2]	0.817[2]	0.753[2]	1					
粗长比值2	0.808[2]	0.899[2]	0.750[2]	0.743[2]	0.937[2]	1				
粗长比值3	0.674[2]	0.661[2]	0.899[2]	0.531[2]	0.848[2]	0.803[2]	1			
50g块根数/个	−0.922[2]	−0.897[2]	−0.749[2]	−0.913[2]	−0.774[2]	−0.736[2]	−0.553[2]	1		
长度/cm	0.384	0.316	0.203	0.544[2]	−0.074	−0.122	−0.239	−0.446[1]	1	
多糖/%	0.435[1]	0.260	0.492[1]	0.332	0.394[1]	0.211	0.431[1]	−0.345	0.167	1

（4）太子参商品规格等级标准的建立：太子参商品规格等级标准是建立在市场等级基础上的。由主成分、聚类分析得到上中部直径、单个重量、50g块根数3个指标为太子参商品规格等级的划分指标，并建立规格标准。根据制定的标准对市场太子参药材商品进行分级检验，结果表明该分级模式与市场原有太子参等级相一致，且通过对采样地太子参进行指标的筛选，得到采样地筛选的指标与市场上的指标相一致，从外在品质上说明太子参药材商品规格等级标准是科学合理的。通过性状特征，结合药材内在质量可以得出太子参环肽B含量与商品规格等级呈负相关性，即太子参的粗细与环肽B的含量无关；太子参

多糖含量与商品规格等级呈正相关性，即太子参越粗，等级越高，多糖含量也越高。故以太子参环肽B来评价太子参药材质量优劣还有待商榷之处。因此，以太子参多糖为内在品质评价指标制定的太子参商品等级标准不仅能反映药材内在品质的好坏，而且还与外在品质相一致，即等级越高，药材质量越好。

综合考虑到目前市场实际情况及商品规格等级标准在市场上实行的方便、可行的原则，本研究将前面初步制定的5个等级即大选、中选、小选、大统和小统进行合并后分为一等、二等、三等，等级划分指标为上中部直径、50g块根数和单个重量，这样将5个等级降为3级，可操作性强，更易被市场所接受。此外，在评价太子参药材质量时辅以总多糖、浸出物、水分、灰分含量进行综合分析，这样可为市场商品的流通提供质量保障。具体分级情况见表8-50，图8-19。

表8-50 太子参药材商品规格等级标准

项目		分级		
		选货一等	选货二等	选货三等
性状	形状	长纺锤形，较短，直立，少有纵皱纹，饱满	长纺锤形，较短，直立，少有纵皱纹，饱满	细长纺锤形或长条形，弯曲明显，纵皱纹明显
	颜色	表面黄白色	表面黄白色	表面黄白色或棕黄色
	上中部直径	≥0.4cm	≥0.3cm	<0.3cm
	单个重量	≥0.4g	≥0.2g	<0.2g
	每50g块根数	≤130个	≤250个	>250个
	断面	淡黄白色或类白色	淡黄白色或类白色	淡黄白色或类白色
	气味	气微	气微	气微
	口感	味微甘	味微甘	味微甘
鉴别	薄层色谱鉴别	在与对照药材色谱相应的位置上，显相同颜色的斑点	在与对照药材色谱相应的位置上，显相同颜色的斑点	在与对照药材色谱相应的位置上，显相同颜色的斑点
	聚酶链式反应法	供试品凝胶电泳图谱中，在与对照药材凝胶电泳图谱相应的位置上，在约450bp应有单一DNA条带	供试品凝胶电泳图谱中，在与对照药材凝胶电泳图谱相应的位置上，在约450bp应有单一DNA条带	供试品凝胶电泳图谱中，在与对照药材凝胶电泳图谱相应的位置上，在约450bp应有单一DNA条带

续表

项目		分级		
		选货一等	选货二等	选货三等
检查	水分	≤14.0%	≤14.0%	≤14.0%
	总灰分	≤4.0%	≤4.0%	≤4.0%
浸出物	水溶性浸出物	≥25%	≥25%	≥25%
含量测定	多糖含量	≥10%	≥10%	≥10%

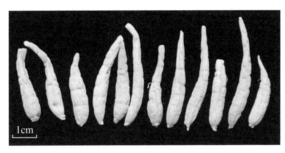

太子参选货一等

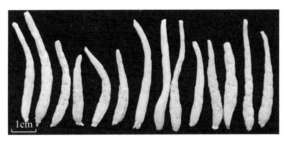

太子参选货二等

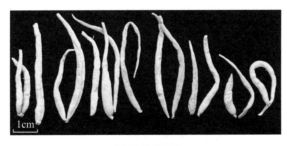

太子参选货三等

图8-19 太子参药材商品规格等级

4. 结论

本研究以实地采样和市场收集的太子参药材为研究对象，在检验现有市场等级是否合理的基础上，通过筛选药材外观量化指标，同时基于太子参药效成分作为商品药材的内在指标，制定以外观量化指标为主的太子参药材商品规格等级标准。在等级标准制定过程中综合考虑了目前市场实际情况及商品规格等级标准在市场上实行的方便、可行、可度量、可检验的原则，将太子参药材商品规格等级分为三级：一等：上中部直径≥0.4cm，50g块根数≤130个，单个重量≥0.4g；二等：0.3cm≤上中部直径<0.4cm，130个<50g块根数≤250个，0.2g≤单个重量<0.4g；三等：上中部直径<0.3cm，50g块根数>250个，单个重量<0.2g，这对规范太子参药材商品市场秩序，实现中药材产业发展的规范化、科学化具有重要的意义。此外，在评价太子参药材质量上，相较于2015年版《中国药典》，增加了专属性更强的指纹图谱鉴别、DNA分子鉴定方法和药效成分粗多糖的定量方法，这可为市场商品的流通提供保障。

太子参商品规格等级标准（草案）

1. 范围

本标准规定了太子参药材等级标准的相关术语、定义及商品规格等级。

本标准适用于全国范围内太子参药材生产、流通及使用过程中的商品规格等级评价。

2. 规范性引用文件

下列文件中的条款通过本标准的引用而成为本标准的条款。凡是注日期的引用文件，其随后所有的修改单（不包括勘误的内容）或修订版均不适用于本标准，然而，鼓励根据本标准达成协议的各方研究是否可使用这些文件的最新版本。凡是不注日期的引用文件，其最新版本适用于本标准。

《中华人民共和国药典》一部

GB/T 191 包装储运图示标志

SB/T 11094 中药材仓储管理规范

SB/T 11095 中药材仓库技术规范

SB/T 11173–2016 中药材商品规格等级通则

3. 术语和定义

下列术语和定义适用于本标准。

3.1 太子参

石竹科植物孩儿参*Pseudostellaria heterophylla*（Miq.）Pax ex Pax et Hoffm. 的干燥块根。

3.2   规格

某一中药材流通过程中形成，用于区分不同交易品类的标准，通常是药材属性的非连续性特征，一个交易品类称为一个规格。

3.3   等级

在一个规格下，用于区分中药材品质的交易品种的标准，通常是药材属性的连续性指标，一个交易品种称为一个等级。其中"道地药材"质量最佳，其余等级越低，表示质量越好。

3.4   选货

指对太子参质量好坏进行区分，个头大小、长短进行分拣，以便划分出等级。

3.5   上中部直径

测量药材块根全长中部的上折半处（约为全长四分之一的地方），测量最大（最粗部位）的直径。

3.6   单个重量

单个太子参药材块根的重量。

3.7   50g块根数

每50g太子参药材块根中块根的个数。

4. 等级标准

【品名】太子参

Taizishen

Pseudostellaria heterophylla（Miq.）Pax ex Pax et Hoffm.

【来源】来源于石竹科植物孩儿参*Pseudostellaria heterophylla*（Miq.）Pax ex Pax et Hoffm.的干燥块根。夏季茎叶大部分枯萎时采挖，洗净，除去须根，置沸水中略烫后晒干或直接晒干。

【性状】呈细长纺锤形或细长条形，稍弯曲，长310cm，直径0.20.6cm。表面灰黄色至黄棕色，较光滑，微有纵皱纹，凹陷处有须根痕。顶端有茎痕。质硬而脆，断面较平坦，周边淡黄棕色，中心淡黄白色，角质样。

【鉴别】（1）**薄层色谱法** 取粉末1g，加甲醇10ml，温浸，振摇30分钟，滤过，滤液浓缩至1ml，作为供试品溶液，另取太子参对照药材1g，同法制成对照药材溶液。照薄层色谱法（通则0502）试验，吸取上述两种溶液各1µl，分别点于同一硅胶G薄层板上，以正丁醇-冰醋酸-水（4：1：1）为展开剂，置用展开剂预饱和15分钟的展开缸内，展开，取出，晾干，喷以0.2%茚三酮乙醇溶液，在105℃加热至斑点显色清晰。供试品色谱中，在与对照药材色谱相应的位置上，显相同颜色的斑点。

（2）**聚合酶链式反应法** DNA提取 取0.2g样品粉末，参照碱裂解法提取样品总基因组DNA，核酸定量分析仪检测DNA的浓度及纯度，将浓度调整至60～80ng/µl。同法制成对照药材DNA溶液。

PCR反应 鉴别引物：5'-TACTTGCTCCTGCGTTCG-3'和5'-GCCTTGTTCACCACCTATTGC-3'。PCR反应体系：在200µl离心管中进行，反应总体积25µl，反应体系包括2×Power Taq PCR Master Mix（内含0.1U/µl Taq 酶、500µmol/L dNTP、3mmol/L Mg^{2+}、PCR稳定剂和增强剂）5.5µl，鉴别引物（10umol/L）各1µl，样品总基因组DNA 1µl，无菌双蒸水16.5µl。将离心管置PCR仪，PCR反应数：95℃预变性1分钟；30个循环（95℃ 5秒，56℃ 15秒），延伸（72℃）1分钟。

电泳检测 参照琼脂凝胶电泳法（通则0541），胶浓度为1%，胶中加入核酸凝胶染色剂GelRed，PCR反应溶液的上样量为6µl，DNA分子量标记上样量为3µl（0.5µg/µl）。电泳结束后，取凝胶片在凝胶成像仪或紫外透射仪检视。供试品凝胶电泳图谱中，在与对照药材凝胶电泳图谱相应的位置上，在约450bp处应有单一DNA条带。

【检查】

水分 不得过14.0%（按《中国药典》2015年版通则0832第二法）。

总灰分 不得过4.0%（按《中国药典》2015年版通则2302）。

【浸出物】不得少于25.0%（按《中国药典》2015年版通则2201项下的冷浸法）。

【含量测定】太子参多糖

对照品溶液的制备 精密称取无水葡萄糖对照品15mg置25ml量瓶中，加水溶解并稀释至刻度，摇匀，即得对照品储备液。

标准曲线的制备 精密量取对照品溶液0.5ml、0.8ml、1.0ml、1.3ml、1.5ml、1.8ml，分别置25ml量瓶中，加水至刻度，摇匀。精密量取上述各溶液2ml，置25ml具塞试管中，分别精密加入4%苯酚溶液1ml，混匀，迅速滴加浓硫酸各5ml，摇匀，放置室温，以相应的溶剂为空白，照紫外-可见分光光度法（通则0401），在490nm的波长处测定吸光度（A），以吸光度为纵坐标，浓度为横坐标，绘制标准曲线。

测定法 取本品粗粉约0.1g，精密称定，置100ml圆底烧瓶中，加80%乙醇70ml，置水浴中加热回流30分钟，趁热滤过，残渣及滤纸置烧瓶中，加水80ml，水浴热浸1小时，趁热滤过，用少量热水洗涤滤器，合并滤液与洗液，放冷，转移至100ml量瓶中，用水稀释至刻度，摇匀，精密量取20ml，转移至50ml量瓶中，加水稀释至刻度，摇匀，精密吸取2ml，照标准曲线的制备项下的方法，自"各精密加入4%苯酚溶液1ml"起，依法测定吸光度，从标准曲线上读出供试品溶液中含葡萄糖的重量（mg），计算，即得。

按干燥品计算，含太子参多糖以葡萄糖（$C_6H_{12}O_6$）计，不得少于10%。

【质量分级量表】

太子参药材质量分级见下表。

药材质量分级表

项目		分级		
		选货一等	选货二等	选货三等
性状	形状	长纺锤形，较短，直立，少有纵皱纹，饱满	长纺锤形，较短，直立，少有纵皱纹，饱满	细长纺锤形或长条形，弯曲明显，纵皱纹明显
	颜色	表面黄白色	表面黄白色	表面黄白色或棕黄色
	上中部直径	≥0.4cm	≥0.3cm	<0.3cm
	单个重量	≥0.4g	≥0.2g	<0.2g
	每50g块根数	≤130个	≤250个	>250个
	断面	淡黄白色或类白色	淡黄白色或类白色	淡黄白色或类白色
	气味	气微	气微	气微
	口感	味微甘	味微甘	味微甘

续表

项目		分级		
		选货一等	选货二等	选货三等
鉴别	薄层色谱鉴别	在与对照药材色谱相应的位置上，显相同颜色的斑点	在与对照药材色谱相应的位置上，显相同颜色的斑点	在与对照药材色谱相应的位置上，显相同颜色的斑点
	聚合酶链式反应法	供试品凝胶电泳图谱中，在与对照药材凝胶电泳图谱相应的位置上，在约450bp应有单一DNA条带	供试品凝胶电泳图谱中，在与对照药材凝胶电泳图谱相应的位置上，在约450bp应有单一DNA条带	供试品凝胶电泳图谱中，在与对照药材凝胶电泳图谱相应的位置上，在约450bp应有单一DNA条带
检查	水分	≤14.0%	≤14.0%	≤14.0%
	总灰分	≤4.0%	≤4.0%	≤4.0%
浸出物	水溶性浸出物	≥25%	≥25%	≥25%
含量测定	多糖含量	≥10%	≥10%	≥10%

5. 要求

应符合《中药材商品规格等级通则》中第7章项下相关规定，还应符合下列要求：

——无虫蛀；

——无霉变；

——杂质少于3%。

附录A

（资料性附录）

太子参药材规格等级性状图

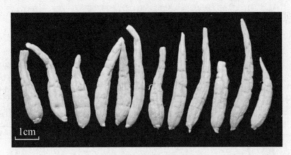

太子参药材选货一等

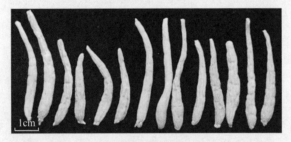

太子参药材选货二等

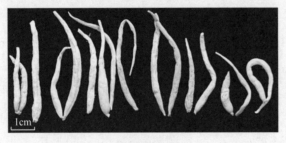

太子参药材选货三等

附图A 太子参药材规格等级性状图

附录B

（资料性附录）

薄层鉴别图谱

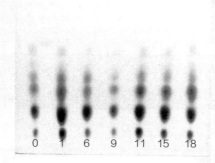

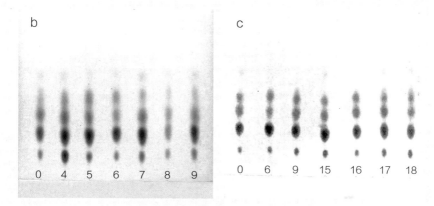

说明：编号0为对照药材，其他编号为样品

附图B　太子参药材参考薄层鉴别色谱图

附录C
（资料性附录）

凝胶电泳图谱

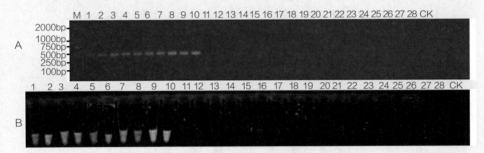

说明：A、B分别为太子参样品、伪品的电泳扩增图及对应的荧光检测图

1~10：太子参–01~太子参–10，11~13：淡竹叶–01~淡竹叶–03，14~19：麦冬–01~麦冬–06，20~23：百部–01~百部–04，24~25：宝铎草–01~宝铎草–02，26~28：繁缕–01~繁缕–03，CK为阴性对照）

附图C　太子参混伪品鉴别凝胶电泳图

第九章

太子参包装、仓储规范研究

包装、贮藏是决定中药质量的关键因素之一，包装材料和贮藏条件对药材的有效性、稳定性和安全性有直接的影响。目前太子参药材、饮片的包装贮藏均没有统一的标准。为保障太子参药材、饮片的质量，做到包装规范、安全贮藏、科学养护、保证质量，本研究考察了不同包装太子参药材在常温和高温高湿存放环境下药材性状、水分、浸出物含量的变化，探讨不同仓储环境及包装对太子参药材质量的影响，为制定太子参包装、仓储规范提供依据。

1. 实验材料

实验材料来源于北京华邈药产股份有限公司。

2. 研究方法

（1）常温稳定性实验：取太子参药材样品，分别用塑料编织袋（W）、牛皮淋膜纸袋（N）、塑料袋（S）、塑料袋真空密封（ZS）、铝塑袋（L）、铝箔袋真空密封（ZL）包装，每袋200g存放于常温库（10~30℃）中。在开始储存的当天（0月）和储存过程中的不同月份（3月，6月）测定水分、浸出物含量。

（2）加速稳定性实验：取太子参药材样品，分别用塑料编织袋（W）、牛皮淋膜纸袋（N）、塑料袋（S）、塑料袋真空密封（ZS）、铝塑袋（L）、铝箔袋真空密封（ZL）包装，每袋200g存放于药品稳定性试验箱（40℃，湿度75%）中。在开始储存的当天（0月）和储存过程中的不同月份（1月，2月，3月，6月）测定水分、浸出物含量。

（3）质量检测：药材性状、水分、浸出物按《中国药典》2015年版太子参项下方法检测。

3. 结果与分析

（1）药材性状分析：常温稳定性试验中，除编号为S、N、W的样品在出现变软外，其余包装下的样品性状均无明显变化，见图9-1。

加速稳定性试验中，贮藏1个月后太子参外观性状变化明显，除编号为ZL样品外，其他包装的样品均不同程度发黑；贮藏2~3个月后，各包装的样品均泛黑，塑料编织袋包装的样品尤为明显，见图9-2、图9-3。贮藏6个月后，各包装样品出现霉变现象，尤其是牛皮淋膜纸袋包装的样品，全部霉变，见图9-4。

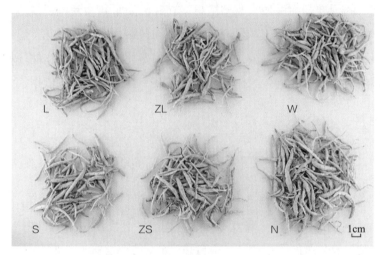

图9-1 常温稳定性试验样品性状（6个月）

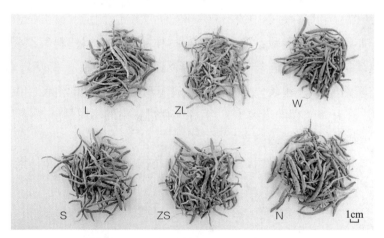

图9-2 加速稳定性试验样品性状（2个月）

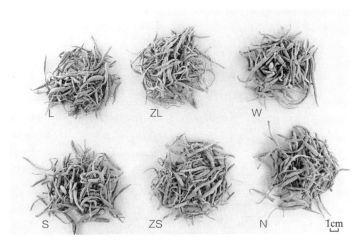

图9-3　加速稳定性试验性状（3个月）

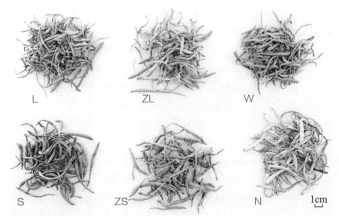

图9-4　加速稳定性试验样品性状（6个月）

（2）水分分析：常温稳定性试验中，水分变化较小，整体呈现0~3个月先增加，3~6个月降低的现象，6个月时水分含量均符合《中国药典》不得超14.0%的规定，见图8~5。加速稳定试验中，各包装水分变化较大，整体呈现上升趋势，如编号为N的包装样品，最终水分超过药典限量标准，其余包装药材水分含量为S＞W＞ZS＞L＞ZL，见图9-6。

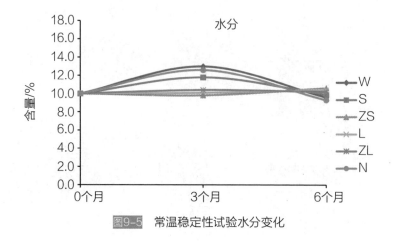

图9-5 常温稳定性试验水分变化

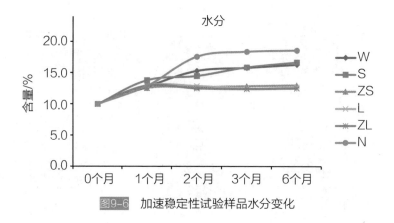

图9-6 加速稳定性试验样品水分变化

（3）浸出物分析：常温稳定性试验中，6个月内太子参的浸出物稍有增加，见图9-7。加速稳定性试验中，太子参的浸出物整体呈下降趋势，表现为前0~3个月基本保持不变；后3个月，均呈急剧下降，尤其是编号为N和W的样品下降最多，见图9-8。

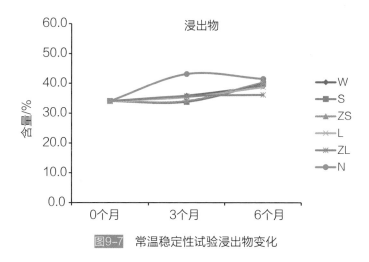

图9-7　常温稳定性试验浸出物变化

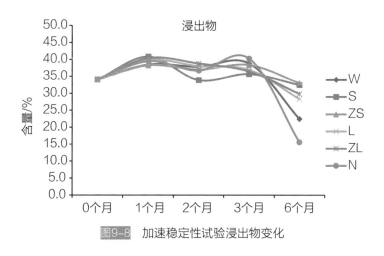

图9-8　加速稳定性试验浸出物变化

4. 结论

太子参药材质量受温湿度的影响较大，从加速稳定性试验来看，各包装药材在贮藏1个月后，开始泛黑、水分快速增加、浸出物含量降低，贮藏6个月后药材均已霉变，浸出物含量下降明显。从常温稳定性实验来看，在考察期内，各包装下的样品外观性状和内在质量变化不大，均符合2015年版《中国药典》对太子参药材的规定。可见太子参包装、贮藏尤其要注意控制好温湿度，建议阴凉通风干燥处贮藏，高温高湿季节仓库环境湿度控制在65%以内较适宜。太子参适合的内包装顺序为铝塑复合袋真空＞铝塑复合袋非真空＞塑料袋真空＞塑料袋＞牛皮淋膜纸袋＞塑料编织袋。太子参多产于南方，针对南方多雨季节，建议药材采收后趁早加工成饮片，用铝塑袋包装后，贮藏于阴凉通风干燥处。

太子参药材包装及仓储技术规范（草案）

1. 范围

本标准规定了太子参药材包装贮藏技术的术语和定义、包装、贮藏等技术要求。

本标准适用于太子参药材经营、生产、仓储等流通环节的包装和贮藏。

2. 规范性引用文件

下列文件中的条款通过本标准的引用而成为本标准的条款。凡是注日期的引用文件，其随后所有的修改单（不包括勘误的内容）或修订版均不适用于本标准，然而，鼓励根据本标准达成协议的各方研究是否可使用这些文件的最新版本。凡是不注日期的引用文件，其最新版本适用于本标准。

《中华人民共和国药典》（2015版）

GB/T191 包装储运图示标志

GB/T731 黄麻布和麻袋

GB/T4122（所有部分）包装术语

GB/T4892 硬质直方体运输包装尺寸系列

GB/T6543 运输包装用单瓦楞纸箱和双瓦楞纸箱

GB/T8946 塑料编织袋通用技术要求

GB/T18354 物流术语

GB/T21660 塑料购物袋的环保、安全和标识通用技术要求

QB/T3811 塑料打包带

SB/T10977 仓储作业规范

SB/T11038 中药材流通追溯体系专用术语规范

SB/T11039 中药材追溯通用标识规范

SB/T11094 中药材仓储管理规范

SB/T11095 中药材仓库技术规范

SB/T11150 中药材气调养护技术规范

SB/T11182 中药材包装技术规范

3. 术语和定义

3.1 批

种植地或者野生抚育地环境条件基本一致、生产周期相同、生产管理措施一致、采收和产地初加工也基本一致、质量基本均一的一批太子参药材。

3.2 太子参

石竹科植物孩儿参*Pseudostellaria heterophylla*（Miq.）Pax ex Pax et Hoffm. 的干燥块根。

3.3 常温库

温度控制在10～30℃，相对湿度控制在45%～75%的仓库。

4. 基本要求

太子参药材应按产地、供应商、采收时间、等级、初加工等进行分类，分别编制批号并管理。

5. 包装

5.1 包装标识和标签

包装标识应字迹清晰、醒目、持久，易于辨认和识读。标签内容包括品名、批号、等级、产地、采收（初加工）日期、生产日期、重量（毛重、净重）、企业名称（生产企业、合作社、种植户或经销商姓名）等。

5.2 包装材料

包装材料应无毒、无害、清洁、干燥、无污染、无异味、无破损，选用满足环保要求的瓦楞纸箱、塑料编织袋、麻袋和塑料袋。禁止采用化肥、农药等包装袋。

5.3 包装方法

包装前确保工作场所和包装材料处于清洁或待用状态，无其他异物。两人以上进行包装，实行复核制度，加盖复核人员章。同一包装内的太子参药材产地、生产时间、等级应一致。包装材料封口应采用相应的防拆、防伪技术。塑料编织袋、麻袋袋口缝合时应卷口两道，采用交叉法，针距不得大于40mm。两角要留150mm小辫，扎紧扣死。

5.4 包装循环再利用原则

回收后能满足基本要求的包装容器，仅限再利用于太子参药材。

6. 贮藏

6.1 贮藏条件

置通风干燥处，防潮，防蛀。建议阴凉通风干燥处贮藏，高温高湿季节仓库湿度控制在65%以内。

6.2 仓库类型

宜选择常温库进行储存。仓库应具备SB/T11095所规定的条件。

6.3 养护

储存中定期进行质量巡查，出现异常及时养护。必要时采用干燥、熏蒸杀虫等方式养护，不得使用国家禁用的高毒性熏蒸剂，禁止使用硫黄熏蒸。储存期间各种养护操作应当建立养护记录。

6.4 复验

制定复验期，并按期复验，遇影响质量的异常情况需及时复验。

6.5 贮藏管理

储存时应分批次、分等级堆放。堆码整齐，层数不宜过多，便于通风，控制适宜的温度、湿度。仓储作业和仓储管理应符合SB/T10977和SB/T11094的要求。

7. 保质期

1年。